MEDICAL
IMAGEBOOK

メディカル
イメージブック

イラスト・ふりがな付き

生理学

中島雅美 編

医歯薬出版株式会社

This book was originally published in Japanese under the title of:

MEDIKARU IMEIJIBUKKU SEIRIGAKU
(Medical Imagebook, Physiology)

NAKASHIMA, Masami
  PTOT Gakusyu Kyoiku Kenkyujo

© 2010 1st ed.

ISHIYAKU PUBLISHERS, INC.
  7-10, Honkomagome 1 chome, Bunkyo-ku,
  Tokyo 113-8612, Japan

はじめに

　医療関連職種のプロフェッショナルを目指して学習している学生諸氏にとって，「生理学」「解剖学」を制覇することは専門課程の第一関門です．「生理学」の学習は「正常の人間の身体に起こる生理的反応」の意味を理解し，異常な反応（その結果が疾病へ繋がる）を知る手がかりになる大切な学問です．

　しかし，その「生理学」を理解しようと思っても，生理反応を起こす身体部分がどこなのか？またどのような反応が起こるのか？を頭の中で想像できなければ，理解できるはずがありません．

　さて学生にとって学習（勉強）とは，試験の前に憶える（暗記する）ことのようで，物事の成り立ちや反応がなぜ起こるのか，などの内容を考えて理解することが勉強だとは考えていません．だからどこの学校にも，「生理学」を苦手科目という学生が数多くいるのです．先ほども述べたように，「生理学」とは身体のある部分が起こす反応を理解することですから，暗記することを勉強と思っている学生にとって「生理学」は難解な学問になるわけです．

　本書は「生理学」を学ぶための一歩を踏み出すための書籍として，企画しました．正常に起こっている「生理的変化」をできる限り平易な言葉で表し，想像しやすい図を多く使用して，ほとんどの漢字にはルビ（ひらがな）をふり，読みやすく想像しやすくしました．まずはこの本を踏み台にして，次のステップ（さらに高度な書籍）へと，学び，進んで行かれることを願っています．

　最後に「メディカル・イメージブック生理学」を出版するにあたり，医歯薬出版株式会社には一方ならぬご協力を頂きました．書面を借りて心より御礼申し上げます．

2010年3月吉日

中島　雅美

CONTENTS
目次

はじめに……………………………iii

第1章 生理学総論

1 生体の構造……………………2
- 1 生理学の対象……………………2
- 2 生体の恒常性(homeostasis)…2
- 3 刺激と興奮,刺激と適応……2
- 4 生体の構造……………………2
- 5 生体の機能……………………3

2 細胞生理………………………4
- 1 細胞を構成する元素……………4
- 2 細胞の機能……………………4

3 細胞膜における物質輸送……5
- 1 物質輸送………………………5

4 細胞膜の興奮…………………6
- 1 細胞膜の興奮…………………6
- 2 刺激の強さと反応の大きさ……7
- 3 不応期…………………………7

第2章 筋系

1 骨格筋の構造…………………10
- 1 骨格筋の構造…………………10
- 2 骨格筋線維の生理学的特徴…12

2 筋収縮のメカニズム…………13
- 1 筋収縮のメカニズム…………13
- 2 興奮収縮連関(E-C Couplig)…13

3 筋収縮の型……………………14
- 1 筋の強縮………………………14

- 2 筋疲労…………………………14

4 筋線維の特徴…………………15
- 1 骨格筋・平滑筋・心筋の特徴…15

第3章 末梢神経系

1 神経細胞………………………18
- 1 神経細胞………………………18
- 2 神経細胞の構造………………18

2 神経の興奮……………………19
- 1 神経の興奮……………………19

3 シナプス伝達…………………20
- 1 シナプスと伝達………………20
- 2 シナプスの形成………………21
- 3 シナプス伝達の特徴…………21
- 4 シナプス伝達のしくみ………22
- 5 神経伝達物質…………………23
- 6 シナプス伝達の加重現象……23

4 神経筋の伝達…………………24
- 1 神経筋接合部の構造…………24
- 2 終板電位………………………25
- 3 重症筋無力症…………………25

5 運動単位………………………26
- 1 運動単位………………………26

6 末梢神経系の区分……………27
- 1 末梢神経系の機能的分類……27

7 脳神経…………………………28
- 1 脳神経の起始部………………28
- 2 脳神経とその機能……………29

8 脊髄神経………………………30
- 1 脊髄神経………………………30

263-01478

- 2 皮膚分節（デルマトーム）····32
- 9 **頸神経叢と腕神経叢**····33
  - 1 頸神経叢····33
  - 2 腕神経叢····33
  - 3 上肢の神経と筋支配····34
- 10 **腰神経叢と仙骨神経叢**····36
  - 1 腰神経叢····36
  - 2 仙骨神経叢····37
  - 3 下肢の神経と筋支配····38
- 11 **自律神経系**····41
  - 1 自律神経の分布····41
  - 2 自律神経系の機能····42
  - 3 自律神経系の特徴····43
  - 4 自律神経反射····44
  - 5 自律神経の伝達物質····44

第4章 中枢神経系

- 1 **中枢神経系**····46
  - 1 中枢神経系の構造····46
  - 2 中枢神経系の区分····46
- 2 **脊髄**····47
  - 1 脊髄の構造····47
  - 2 脊髄を通る伝導路····48
- 3 **脊髄反射**····49
  - 1 脊髄反射弓····49
  - 2 脊髄反射····49
- 4 **大脳基底核と大脳皮質**····50
  - 1 大脳基底核の構造····50
  - 2 大脳基底核の機能····50
  - 3 大脳皮質の機能局在····51
  - 4 大脳皮質と髄質····51
- 5 **大脳辺縁系**····52
  - 1 大脳辺縁系の構造····52
  - 2 大脳辺縁系の機能····52
- 6 **脳波**····53
  - 1 意識水準と脳波····53
- 7 **睡眠**····54
  - 1 脳波の睡眠段階区分····54
  - 2 睡眠の生理的変化····54
- 8 **学習と記憶**····55
  - 1 学習····55
  - 2 記憶····55
- 9 **間脳**····56
  - 1 間脳の機能····56
  - 2 視床核の機能的分類····56
  - 3 視床下部の機能····56
- 10 **脳幹**····57
  - 1 脳幹部の神経核····57
  - 2 中脳の構造と機能····58
  - 3 橋の構造と機能····59
  - 4 延髄の構造と機能····60
  - 5 脳幹網様体とその機能····61
- 11 **小脳**····62
  - 1 小脳の構造····62
  - 2 小脳の線維結合····62
  - 3 小脳の機能····63
- 12 **中枢神経系の伝導路**····64
  - 1 伝導路の分類····64
  - 2 伝導路の位置····64
- 13 **下行性伝導路―錐体路**····65
  - 1 錐体路走行
    （皮質核路，皮質延髄路）····65
  - 2 錐体路の経路····65
  - 3 錐体路の機能····66
- 14 **下行性伝導路―錐体外路**····67
  - 1 赤核脊髄路と視蓋脊髄路····67
  - 2 外側前庭脊髄路と内側前庭脊髄路··68
  - 3 網様体脊髄路····68
- 15 **上行性伝導路**····70
  - 1 上行性伝導路····70

第5章 感覚器系

1 **感覚**······72
  1 感覚の起こり方······72
  2 感覚の順応······72
  3 感覚の種類······72
  4 感覚の種類と受容器······73
2 **皮膚感覚**······74
  1 皮膚と感覚受容器······74
  2 体性感覚の伝導路······74
3 **深部感覚**······76
  1 深部感覚と感覚受容器······76
  2 深部感覚の伝導路······76
4 **内臓感覚**······77
  1 内臓感覚······77
  2 関連痛の起こる領域······77
5 **嗅覚**······78
  1 嗅覚受容器の構造······78
6 **視覚**······79
  1 眼の構造と機能······79
  2 網膜の構造と機能······79
  3 視覚伝導路······80
  4 近視と遠視······80
7 **聴覚・平衡感覚**······81
  1 聴覚器の構造······81
  2 聴覚器での音の伝導······81
  3 聴覚伝導路······82
  4 平衡感覚器の構造······83
  5 平衡感覚······83
8 **味覚**······84
  1 味覚器······84
  2 味覚器の脳神経支配······84
  3 味覚伝導路······84

第6章 循環器系

1 **心臓の構造**······86
  1 心臓の構造······86
2 **心臓の興奮(刺激)伝導系**······87
  1 心臓の興奮(刺激)伝導系······87
  2 心臓の興奮の順序······88
3 **心臓の神経支配**······89
  1 心臓の神経支配······89
  2 心臓反射······90
4 **心電図**······91
  1 心電図の波形······91
5 **心音**······93
  1 心音の聴取部位······93
6 **血管の構造と機能**······95
  1 血管の構造と機能······95
  2 心臓と大動脈······96
7 **血液の循環**······97
  1 大循環と小循環······97
  2 静脈還流因子······98
8 **血圧**······99
  1 血圧······99
  2 血圧の決定因子······99
  3 血圧の異常······99
9 **水分代謝**······100
  1 体液区分······100
  2 体液の組成······100
  3 酸・塩基平衡を司る機構······102
10 **血液の働き**······103
  1 血液の働き······103
  2 血液の成分······103
11 **血液細胞とその機能**······104
  1 血液中の細胞成分······104
  2 赤血球・白血球・血小板のまとめ······104

第7章 呼吸器系

1 呼吸器系の構造・・・・・・・・・・・・108
　1 呼吸器系の構造・・・・・・・・・108
　2 気管支・・・・・・・・・・・・・・・・・108
　3 気道・・・・・・・・・・・・・・・・・・・108
2 呼吸のメカニズム・・・・・・・・・・・109
　1 呼吸運動・・・・・・・・・・・・・・・109
3 外呼吸と内呼吸・・・・・・・・・・・・110
　1 外呼吸と内呼吸・・・・・・・・・110
　2 ガス交換とガスの運搬・・・・・111
4 肺気量・・・・・・・・・・・・・・・・・・・・112
　1 肺気量・・・・・・・・・・・・・・・・・112
　2 肺・・・・・・・・・・・・・・・・・・・・・113
5 呼吸の調節・・・・・・・・・・・・・・・・114
　1 呼吸運動の調節・・・・・・・・・114
　2 神経的調節・・・・・・・・・・・・・115
　3 化学的調節・・・・・・・・・・・・・115
　4 呼吸の型・・・・・・・・・・・・・・・115

第8章 消化器系

1 消化と吸収・・・・・・・・・・・・・・・・118
　1 消化と吸収・・・・・・・・・・・・・118
　2 消化器系・・・・・・・・・・・・・・・118
2 口腔の中での消化・・・・・・・・・・119
　1 唾液腺・・・・・・・・・・・・・・・・・119
　2 口腔内消化・・・・・・・・・・・・・119
　3 唾液分泌の神経調節・・・・・・120
3 嚥下・・・・・・・・・・・・・・・・・・・・・・121
　1 嚥下の第一相・・・・・・・・・・・121
　2 嚥下の第二相・・・・・・・・・・・121
　3 嚥下の第三相・・・・・・・・・・・122
4 胃の中での消化と吸収・・・・・・123
　1 胃の構造・・・・・・・・・・・・・・・123

　2 胃の消化・・・・・・・・・・・・・・・124
　3 胃液分泌の神経的調節・・・・・124
5 胃の運動・・・・・・・・・・・・・・・・・・125
　1 胃の運動・・・・・・・・・・・・・・・125
6 小腸の中での消化・・・・・・・・・・126
　1 十二指腸周辺の構造・・・・・・126
　2 小腸の消化・・・・・・・・・・・・・126
7 腸の中での吸収・・・・・・・・・・・・127
　1 小腸の粘膜・・・・・・・・・・・・・127
8 腸の運動・・・・・・・・・・・・・・・・・・128
　1 運動の型・・・・・・・・・・・・・・・128
9 消化のまとめ・・・・・・・・・・・・・・129
　1 消化器官の
　　神経支配のまとめ・・・・・・・・129
　2 消化管運動のまとめ・・・・・・129
　3 消化液のまとめ・・・・・・・・・・130

第9章 腎臓と排泄

1 腎臓の構造・・・・・・・・・・・・・・・・132
　1 腎臓・・・・・・・・・・・・・・・・・・・132
　2 腎小体・・・・・・・・・・・・・・・・・133
2 尿の生成・・・・・・・・・・・・・・・・・・134
　1 尿の生成・・・・・・・・・・・・・・・134
3 排尿・・・・・・・・・・・・・・・・・・・・・・136
　1 膀胱の神経支配・・・・・・・・・136

第10章 内分泌系

1 内分泌腺・・・・・・・・・・・・・・・・・・138
　1 内分泌腺・・・・・・・・・・・・・・・138
2 下垂体とホルモン・・・・・・・・・・139
　1 視床下部と下垂体・・・・・・・・139
　2 下垂体のホルモン・・・・・・・・140

3 甲状腺・上皮小体とホルモン ……………142
- 1 甲状腺 …………………142
- 2 甲状腺と上皮小体のホルモン …………143

4 副腎とホルモン ……144
- 1 副腎の構造 …………144
- 2 副腎とホルモン ……145

5 膵臓とホルモン ……146
- 1 膵臓のホルモン ……146

6 性腺とホルモン ……147
- 1 性腺とホルモン ……147
- 2 精細管 ………………148

7 ホルモンのまとめ …149
- 1 内分泌腺とホルモンの主な作用 ……149

第11章 生殖器系

1 性分化 ……………………152
- 1 性分化のしくみ ……152
- 2 生殖腺の分化 ………153

2 男性生殖器 ……………154
- 1 男性生殖器 …………154
- 2 精細管での精子産生 …155

3 女性生殖器 ……………156
- 1 女性生殖器 …………156
- 2 卵子形成の過程 ……156
- 3 卵巣周期と子宮周期 …157

4 受精と妊娠 ……………158
- 1 受精から着床まで …158
- 2 胎盤の構造と機能 …159

第12章 栄養と代謝

1 栄養素 ……………………162
- 1 糖質 …………………162
- 2 脂質 …………………162
- 3 蛋白質 ………………163
- 4 ビタミン ……………164
- 5 無機物質 ……………165

2 代謝 ………………………167
- 1 代謝 …………………167

3 糖質代謝 …………………167
- 1 ブドウ糖の分解 ……167
- 2 糖質合成 ……………168
- 3 糖質から脂肪への変換 …168

4 脂質代謝 …………………169
- 1 脂質代謝の過程 ……169

5 蛋白質代謝 ………………170
- 1 蛋白質代謝の過程 …170
- 2 蛋白質代謝 …………170

6 エネルギー代謝と基礎代謝 …………………171
- 1 エネルギー代謝 ……171
- 2 基礎代謝 (basal metabolism, BM) …172

7 体温調節 …………………173
- 1 ヒトの体温 …………173
- 2 体温の変化 …………173
- 3 産熱と放熱 …………174
- 4 体温調節 ……………175
- 5 体温の異常 …………175

文献 ……………………… 176
索引 ……………………… 178

本書は「PT・OT基礎から学ぶ生理学ノート」(医歯薬出版, 2009年第1版第11刷発行)のデータをもとに編集制作した。

263-01478

第1章
生理学総論
せいりがくそうろん

1. 生体の構造 ………………… 2
2. 細胞生理 …………………… 4
3. 細胞膜における物質輸送 …… 5
4. 細胞膜の興奮 ……………… 6

1 生体の構造

1 生理学の対象

- 生理学とは
  : 生命現象, あるいは生体機能の仕組みを対象とする学問.
- 生理学の目標
  : 人体の機能を解明すること.

2 生体の恒常性 (homeostasis)

- 生体の恒常性 (homeostasis)
  : 外部環境の変化に対して, 生体内の内部環境を安定な状態に保つこと.
- 自動調節
  : 各器官の働きが過剰ならば抑制し, 不足ならば促進する働き.
- 負のフィードバック機構
  : ある器官系の状態が基準値から過剰方向にズレるとそれを自動的に逆方向に抑えて基準値に戻す働きで, 抑制性のフィードバックともいう.
- 正のフィードバック機構
  : 血液凝固反応でみられる. 器官系の逆方向へのズレが増加されて乱れが増大したもの. 入力方向と同方向に戻す働き. 生体ではあまりみられない.

3 刺激と興奮, 刺激と適応

- 刺激：生体に何らかの反応を起こさせる内外環境の変化.
- 興奮：刺激によって生体に起こる何らかの反応.
- 適応：刺激を長期的に継続して与えることで生体が環境に適切な状態に変化する現象.

4 生体の構造

原子 (atom) →【集合】→ 分子 (molecule) →【集合】→ 高分子化合物 (macromolecule) →

C, H, Cl, etc …　　　ATP, アミノ酸, etc …　　　脂質, 糖質, タンパク質

集合 → 細胞器官（organelle） → 集合 → 細胞（cell） → 集合 → 組織

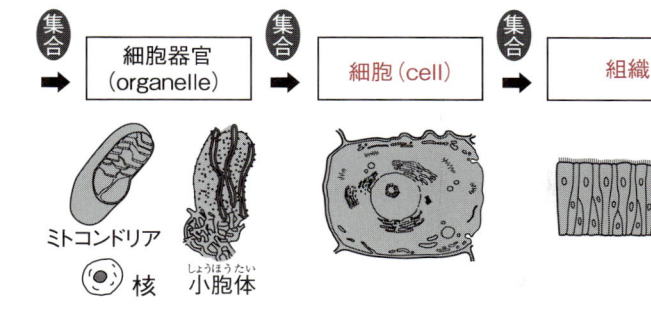

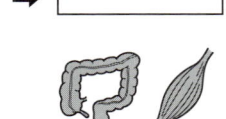

ミトコンドリア　核　小胞体

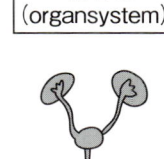

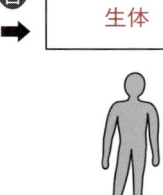

集合 → 器官 → 集合 → 器官系（organsystem） → 集合 → 生体

5 生体の機能

機能	系統	器官	働き
植物性機能	循環器系	心臓, 血管, リンパ管など	血液, リンパの循環など
	呼吸器系	肺, 気道など	内, 外ガス交換など
	消化器系	消化管, 消化腺など	消化, 吸収など
	泌尿器系	腎臓, 膀胱, 附属器など	尿生成と排泄など
	生殖器系	卵巣, 子宮, 精巣, 附属器など	生殖, 繁殖など
	内分泌系	下垂体, 甲状腺, 副甲状腺など	生体調節など
動物性機能	神経系	脳, 脊髄, 末梢神経など	情報の感受と処理, 命令, 伝達など
	筋系	骨格筋	運動など
	感覚器系	視覚器等の受容器, 表在深部感覚受容器など	特殊感覚, 体性感覚など
	骨格系	骨	形態構成, 血液製造など

1　生体の構造

2 細胞生理

1 細胞を構成する元素

人体元素	%	人体元素	%
H（水素）	63	Cl（塩素）	0.03
O（酸素）	25.2	K（カリウム）	0.03
C（炭素）	9.5	S（硫黄）	0.05
N（窒素）	1.4	Na（ナトリウム）	0.03
Ca（カルシウム）	0.31	Mg（マグネシウム）	0.01
P（リン）	0.22	その他	<0.01

・人体の約99％は水素，酸素，炭素，窒素の4元素からなる．
・人体重量の約70％以上が水分である．

2 細胞の機能

- **核**：遺伝子を含み，細胞の増殖に重要な役割を果たしている．
- **ミトコンドリア**：細胞のさまざまな活動のエネルギー源となるATPを大量に合成供給する装置．
- **小胞体**：表面にリボソームという小顆粒が並ぶ粗面小胞体と，これをもたない滑面小胞体とがある．
- **リボソーム**：粗面小胞体の表面の小顆粒のことで，RNAを多く含み，蛋白質の合成の場となる．
- **ゴルジ装置**：分泌物の生成に関与する．
- **リソソーム**：加水分解酵素を多く含み，不要な物質を分解処理する．
- **中心小体**：細胞分裂に際して働く．

SIDE MEMO 細胞の微細構造

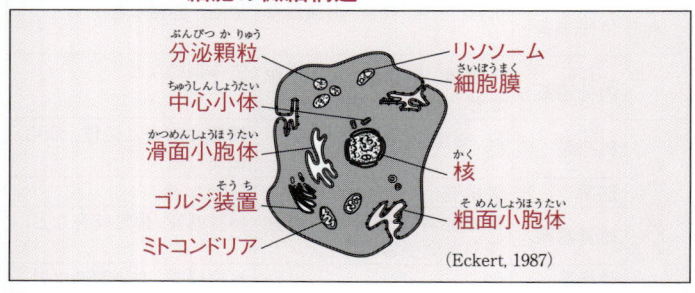

(Eckert, 1987)

第1章 生理学総論

3 細胞膜における物質輸送

1 物質輸送

・濃度差に従って物質が移動することを受動輸送という.
・ある物質がエネルギーを使って濃度の低い方から高い方へ輸送されることを能動輸送という.

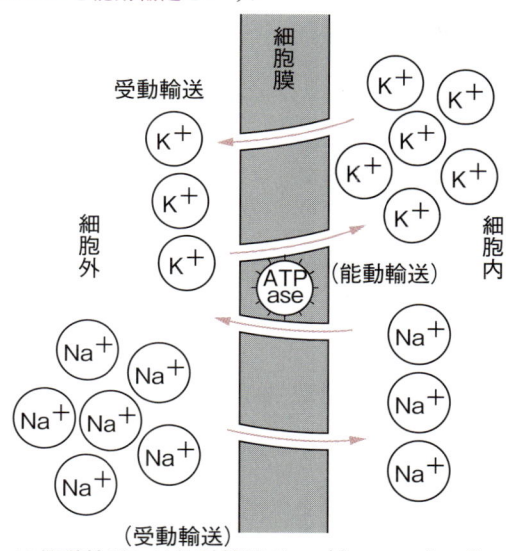

※能動輸送には能動輸送ポンプ(ATPase)の働きがある

SIDE MEMO 拡散

物質が濃度の高い方から低い方へ移動する現象.

SIDE MEMO 浸透

半透膜によって溶質濃度の異なる溶液を隔てる膜を物質が透過できないかわりに, 水の水分が溶質濃度の高い方へ移動する現象.

4 細胞膜の興奮

1 細胞膜の興奮

細胞膜の静止電位

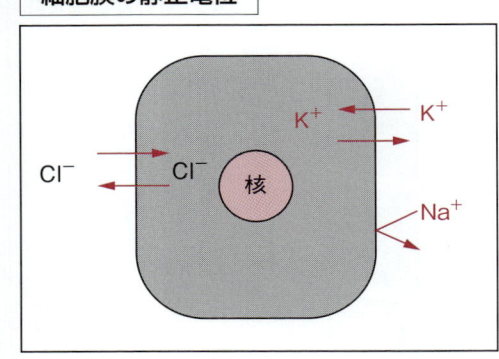

- 静止電位の成因はK^+イオンである.
- 静止状態の細胞膜のK^+とCl^-に対する透過性は高いが,Na^+の透過性は低い.
- ナトリウムポンプは静止電位の維持に必要である.

細胞膜の活動電位

- 細胞内は細胞外に比べて通常電気的に負(マイナス)であり,これを静止電位と呼び,K^+イオンの内外の量に依存している.
- 細胞を刺激すると細胞内電位は細胞外電位に近づく.これを脱分極という.
- この電位が臨界値以上になるとNaチャンネルが瞬時に開き,細胞内電位は正(プラス)となる.これを活動電位と呼んでいる.
- この後,Naチャンネルが閉じ,細胞内に蓄積されたNa^+イオンはナトリウムポンプによって細胞外に排泄される.このことによって細胞内電位は再び負(マイナス)電位になる.この現象を再分極という.

SIDE MEMO 全か無かの法則

刺激強度が一定の値(閾値)以上であれば,一定の大きさの活動電位が発生し,一定の値以下であれば,活動電位が全く発生しないこと.

263-01478

第1章 生理学総論

SIDE MEMO 興奮性細胞

適当な物理的化学的刺激を受けると細胞膜に急なイオン透過性の変化を生じ,活動電位を発生する細胞.神経細胞と筋細胞がある.

SIDE MEMO 静止電位

イオン分布の違いにより,静止状態では細胞外が(＋),細胞内が(－)の電位になっている.これを静止電位という.

2 刺激の強さと反応の大きさ

- 細胞に反応を起こす強さを閾値という.
  閾刺激より弱い刺激を閾下刺激,最大反応を起こす刺激を最大刺激,最大刺激より強い刺激を最大上刺激,最大より弱い刺激を最大下刺激という.
- 全か無かの法則に従う興奮を等興奮系という.
- 複数の細胞が集まっている場合,閾値以上の刺激に対する反応の大きさは刺激強度により変化する.このように反応する興奮を不等興奮系という.

3 不応期

- 興奮を起こすための最初の刺激を条件刺激という.
- 第2の興奮を起こすための刺激を試験刺激という.
- 活動電位発生後,次の刺激に対して全く興奮しない期間を絶対不応期という.その後,強い刺激には反応し,第2の活動電位を発生するようになる.これを相対不応期という.

SIDE MEMO 不応期

細胞が興奮しているときやその直後に加えられた刺激に対して,興奮性が低下している時期を不応期という.

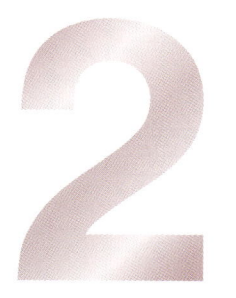

第2章
筋系
きんけい

1. 骨格筋の構造 …………… 10
2. 筋収縮のメカニズム ……… 13
3. 筋収縮の型 …………… 14
4. 筋線維の特徴 …………… 15

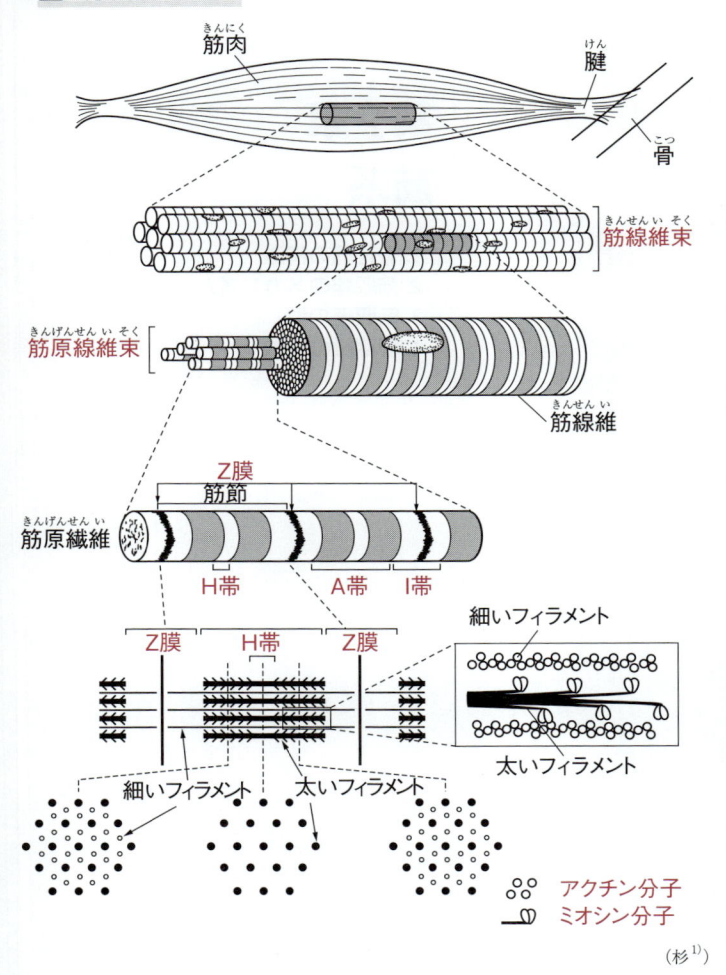

1 骨格筋の構造

1 骨格筋の構造

筋肉／腱／骨

筋線維束

筋原線維束／筋線維

筋原線維／Z膜／筋節／H帯／A帯／I帯

Z膜／H帯／Z膜／細いフィラメント／太いフィラメント／細いフィラメント／太いフィラメント

○○ アクチン分子
⇔ ミオシン分子

(杉[1])

第2章 筋系

SIDE MEMO　筋線維の光学的性質

筋線維は部位によって光の複屈折性が異なり、明帯(I帯)と暗帯(A帯)の縞を呈する．I帯とI帯の中央にはフィラメントが集中しており、光の吸収の大きいZ膜となっている．また、A帯の中央部のやや明るい部分をH帯と呼ぶ．

※Z膜からZ膜までを筋節という．

I帯(明帯)…
　　①アクチンのみ
　　②中央にZ膜
　　③収縮により短縮

A帯(暗帯)…
　　①ミオシンとアクチン
　　②中央にH帯
　　③収縮により長さは変化せず

SIDE MEMO　ミオシンフィラメント(太いフィラメント)

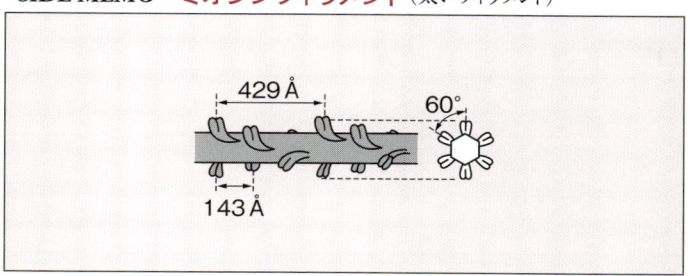

429 Å　60°　143 Å

SIDE MEMO　アクチンフィラメント(細いフィラメント)

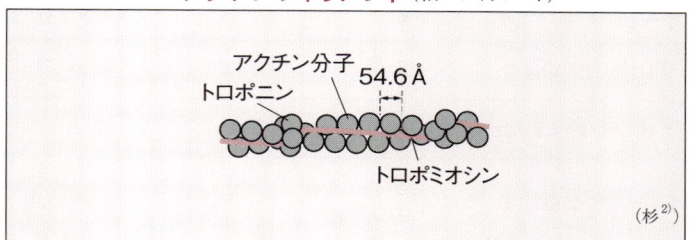

アクチン分子　54.6 Å
トロポニン
トロポミオシン

(杉[2])

1　骨格筋の構造

2 骨格筋線維の生理学的特徴

筋線維の分類

- 筋線維の収縮反応から分類すると，収縮速度が速いものを速筋，遅いものを遅筋に大別できる．

特性	筋線維		
	遅筋	中間筋	速筋
筋収縮のスピード	遅い	中間	速い
疲労の程度	遅い	中間	速い
別名	I型筋	IIa型筋	IIb型筋
	SO	FOG	FG
筋線維径	小さい	中間	大きい
色	赤い	赤い	白い
ミオグロビンの含有	多い	多い	少ない
ミトコンドリア	多い	多い	少ない
酸化酵素	高い	中間	低い
解糖酵素	低い	中間	高い
グリコーゲン含有	低い	中間	高い
ミオシンのATPase活性	低い	高い	高い
ATPの主な供給源	酸化によるリン酸化	酸化によるリン酸化	解糖作用

2 筋収縮のメカニズム

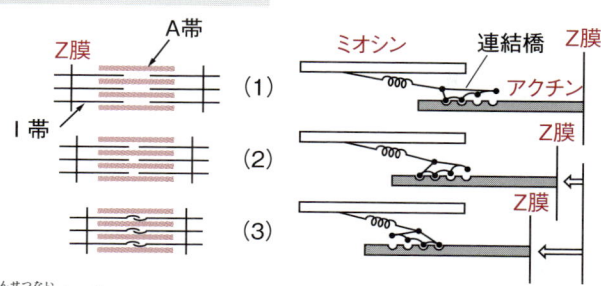

1 筋収縮のメカニズム

- 筋節内（Z膜からZ膜の間）には太さの異なる2種類のフィラメントが配列している．細いフィラメントをアクチン，太いフィラメントをミオシンという．
- この2種類のフィラメントは，収縮時に各々の長さは一定のまま，細いフィラメントアクチンが太いフィラメントミオシンに対して滑走し，その間に入り込むことによって筋節全体としては短縮する．この考え方を滑走説という．
- 収縮のメカニズムは，細いフィラメントと太いフィラメントの間に形成されている連結橋（架橋）の運動によって，フィラメントの滑走が起こると考えられる．
- **筋収縮のエネルギー源**：Ca^{2+}濃度が増加すると，ミオシンとアクチンの間に形成されている連結橋の働きによって，筋収縮の滑走が起こる．その際のエネルギー源はATPである．ATPは生体組織のエネルギー供給源として最も重要な物質である．

2 興奮収縮連関（E-C coupling）

1. 運動神経からの活動電位が筋の神経終末に到着すると筋に活動電位が発生する．この発生から数秒後に筋収縮が出現する．この引き金機構を興奮収縮連関という．
2. 筋線維細胞膜に生じた活動電位が横行小管系に伝えられると，これに接する筋小胞体からCaイオンが遊離し，フィラメント間に拡散する．これがアクチンフィラメントと結合し，収縮機構を起こす．活動電位が終了するとCaイオンは筋小胞体に回収される．

3 筋収縮の型

1 筋の強縮

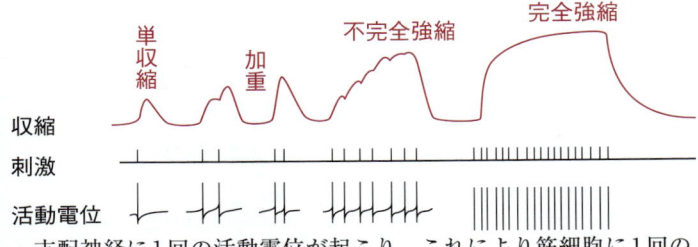

単収縮　加重　不完全強縮　完全強縮

収縮
刺激
活動電位

- 支配神経に1回の活動電位が起こり，これにより筋細胞に1回の活動電位が生じることにより起こる収縮を単収縮という．
- 単収縮の途中で活動電位が起これば，収縮は加算されて大きくなる．これを収縮の加重という．これが短時間間隔で繰り返し起こる状態を強縮という．

SIDE MEMO　筋収縮の種類

①等張性収縮
　筋の長さが短くなる収縮，筋収縮が起こっている間の張力が一定の収縮．

②等尺性収縮
　筋の長さがほとんど変化しない収縮．

2 筋疲労

- 単収縮の繰り返しや強縮が起こり続ければ，収縮高は減少する．最終的には収縮しなくなる．これを筋疲労という．
- 筋疲労は膜の興奮性の低下，エネルギー変換の効率の低下，筋内ATP減少，乳酸の蓄積により起こる．
- 疲労物質は乳酸で，肝臓に運ばれ，グリコーゲンに再合成される．

4 筋線維の特徴

1 骨格筋・平滑筋・心筋の特徴

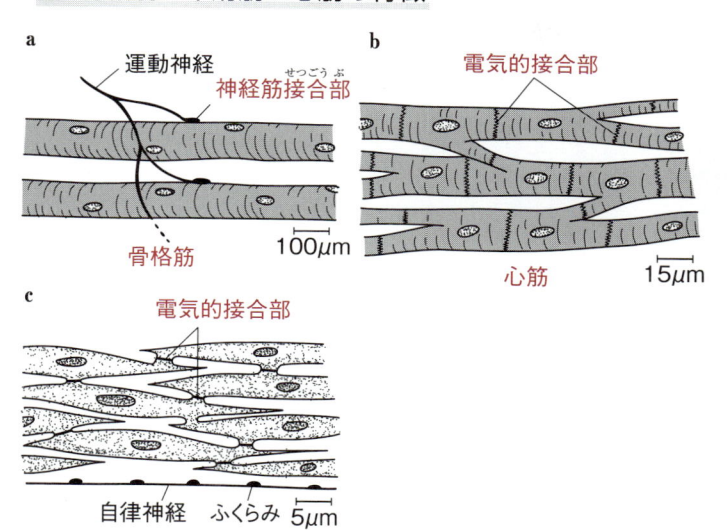

a
- 運動神経
- 神経筋接合部
- 骨格筋
- 100μm

b
- 電気的接合部
- 心筋
- 15μm

c
- 電気的接合部
- 自律神経
- ふくらみ
- 平滑筋
- 5μm

(杉[3])

SIDE MEMO 筋線維の種類

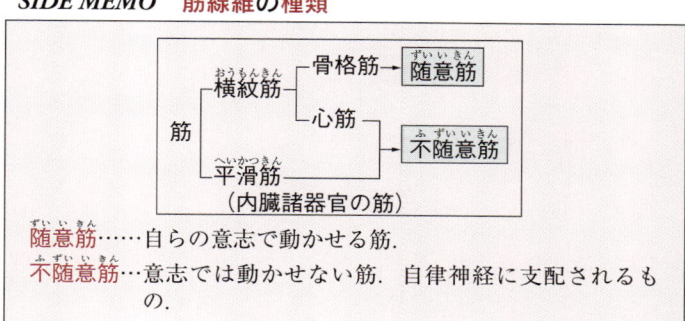

```
       ┌ 横紋筋 ┬ 骨格筋 → 随意筋
筋 ─┤         └ 心筋   ┐
       └ 平滑筋           ├→ 不随意筋
         (内臓諸器官の筋) ┘
```

随意筋……自らの意志で動かせる筋.
不随意筋…意志では動かせない筋. 自律神経に支配されるもの.

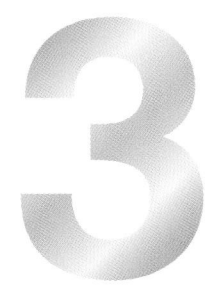

第3章
末梢神経系
まっしょうしんけいけい

1. 神経細胞 …………………… 18
2. 神経の興奮 ………………… 19
3. シナプス伝達 ……………… 20
4. 神経筋の伝達 ……………… 24
5. 運動単位 …………………… 26
6. 末梢神経の区分 …………… 27
7. 脳神経 ……………………… 28
8. 脊髄神経 …………………… 30
9. 頸神経叢と腕神経叢 ……… 33
10. 腰神経叢と仙骨神経叢 …… 36
11. 自律神経系 ………………… 41

1 神経細胞

1 神経細胞

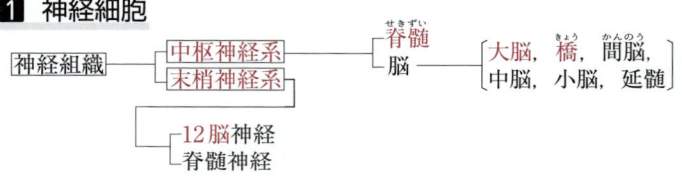

```
神経組織 ─┬─ 中枢神経系 ─┬─ 脊髄
          │              └─ 脳 ── 大脳, 橋, 間脳, 中脳, 小脳, 延髄
          └─ 末梢神経系 ─┬─ 12脳神経
                        └─ 脊髄神経
```

2 神経細胞の構造

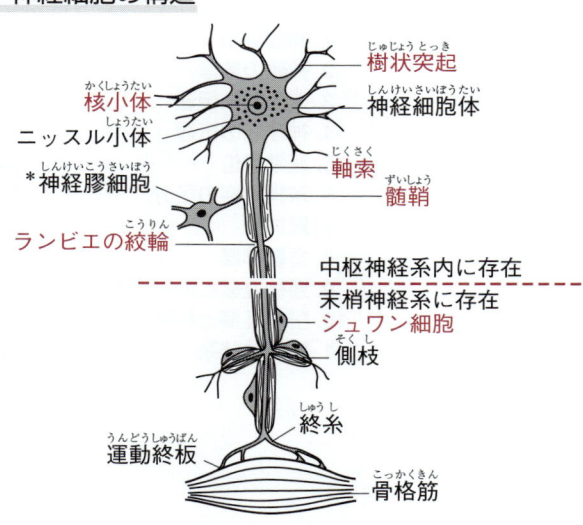

- 樹状突起
- 核小体
- 神経細胞体
- ニッスル小体
- ＊神経膠細胞
- 軸索
- 髄鞘
- ランビエの絞輪
- 中枢神経系内に存在
- ---（点線）---
- 末梢神経系に存在
- シュワン細胞
- 側枝
- 終糸
- 運動終板
- 骨格筋

SIDE MEMO　＊神経膠細胞（希突起膠細胞）

①神経細胞同士を連結している，②血液からの栄養を神経細胞に受け渡す，③神経細胞の老廃物を除去する，④軸索周囲の髄鞘を作る
※次の3種に分類される
1. 星状膠細胞, 2. 希突起膠細胞, 3. ミクログリア

2 神経の興奮

1 神経の興奮

神経の興奮を起こす刺激因子

電気的刺激：直流刺激など
機械的刺激：圧迫など
化学的刺激：アセチルコリン，アドレナリンなど
温熱的刺激：温水，冷水など

神経の興奮伝導のしくみ

1. 神経の興奮とは活動電位の発生をいう．
2. 神経に興奮を起こす一定の閾値以上の刺激により活動電位は発生する．
3. 2以上の強さの刺激であれば，刺激の強さに関係なく，反応は一定である．これを全か無かの法則という．
4. 細胞に刺激が加わり，細胞膜のイオン透過性が変化し，Na^+を突然よく通すようになり，Na^+が細胞外から細胞内に急に流れ込む．この結果，膜電位に逆転が起こる．これを脱分極という．この脱分極を起こすためには少なくとも10mVの変化が必要である．
5. この逆転電位はNa-Kポンプの働きによりもとの状態にすぐ戻る．これを再分極という．

興奮伝導の3原則

両側性伝導：神経線維の一点を刺激すると，興奮はその点から両方向に伝導する．
絶縁性伝導：ある神経線維が興奮しても，その興奮は神経束内で隣接する神経線維に乗り移ったり，干渉したりしない．
不減衰伝導：線維の直径が一定ならば，伝導速度は伝導中変化しない．
※ インパルスの伝導速度は軸索の直径に比例する．

SIDE MEMO　神経の興奮伝導

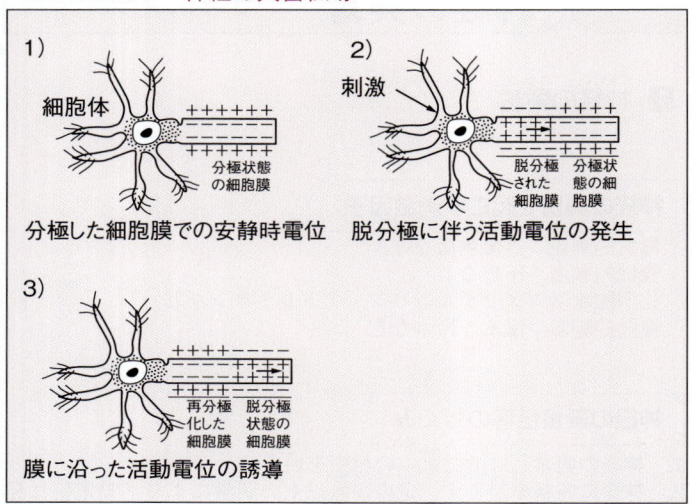

1)
細胞体
分極状態の細胞膜
分極した細胞膜での安静時電位

2)
刺激
脱分極された細胞膜／分極状態の細胞膜
脱分極に伴う活動電位の発生

3)
再分極化した細胞膜／脱分極状態の細胞膜
膜に沿った活動電位の誘導

3　シナプス伝達

1 シナプスと伝達

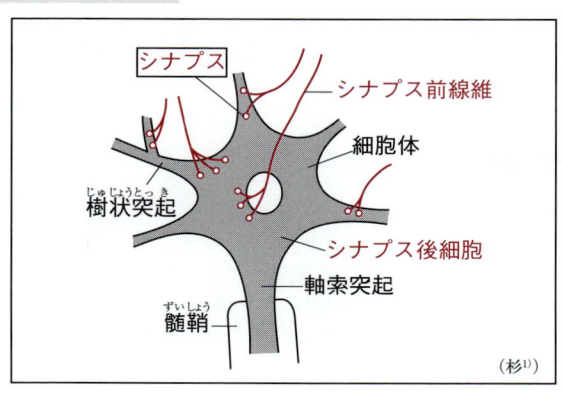

シナプス
シナプス前線維
細胞体
樹状突起
シナプス後細胞
軸索突起
髄鞘

(杉[1])

第3章　末梢神経系

シナプス：ニューロンとニューロンの間で興奮が伝えられる所をシナプスという．
伝達　　：1つのニューロンから他のニューロンへの情報の受け渡しを伝達という．

SIDE MEMO　シナプス伝達の種類

- 興奮性伝達：シナプス前ニューロンの伝達物質がシナプス後ニューロンの細胞膜に電気的変化を起こして興奮させる．
- 抑制性伝達：シナプス前ニューロンの信号がシナプス後ニューロンの活動を弱める方向に働く．
  ① シナプス後抑制：シナプス後ニューロンへ伝わった刺激が抑制されること．
  ② シナプス前抑制：シナプス前ニューロンの刺激があらかじめ抑制ニューロンによって抑制されること．

2 シナプスの形成

発散：1つのニューロンが複数のニューロンに接合して，シナプスを形成し，情報を伝えること．
収束：複数のニューロンが1つのニューロンに接合して，シナプスを形成して情報を伝えること．

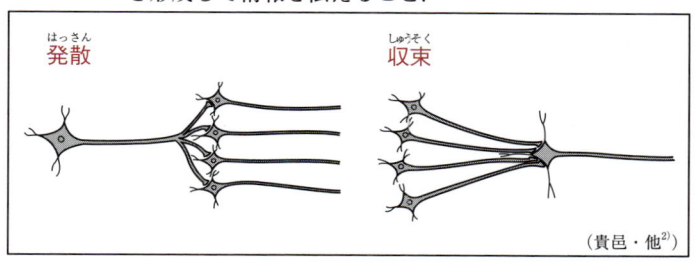

発散　　　　　　　　　収束

(貴邑・他[2])

3 シナプス伝達の特徴

一方向性伝達

・シナプス前線維から後線維へ一方向へ伝達する．

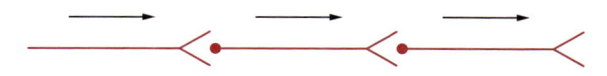

シナプス遅延

- シナプス前線維の活動電位がシナプス後線維に電位を発生させるので，0.3〜1msの時間的遅れがある．
- 特に化学伝達物質による伝達の場合，遅れが大きい．

反復刺激後増強

- シナプス前ニューロンを連続刺激すると，その後しばらくの間通常の刺激に対して，シナプス後ニューロンに大きな反応が起こる．

易疲労

- シナプス前ニューロンを高頻度で繰り返し刺激すると，シナプスは疲労して，シナプス伝達の中断が起こる．

影響因子

- 伝達の遮断，遅延因子：ニコチン，酸素不足，低温，クラーレ
- 伝達の促進因子→アセチルコリンなど

4 シナプス伝達のしくみ

- シナプス小胞から放出された神経伝達物質がシナプス後膜の受容部位に結合すると，シナプス後膜イオン透過性が変化し，イオンの流入または流出が起こる．

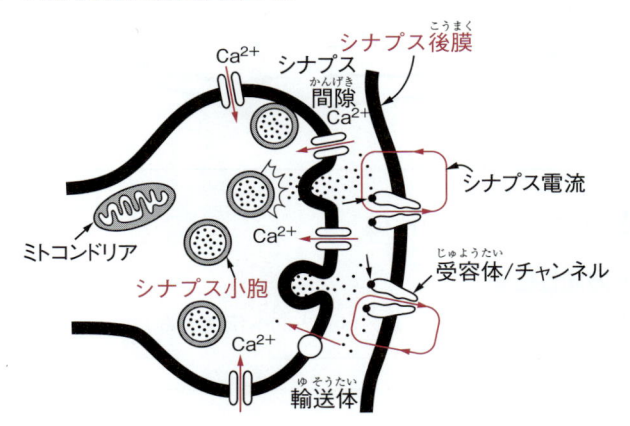

5 神経伝達物質

	伝達物質名	作用神経
興奮性伝達物質	アセチルコリン	コリン作動性神経 (運動神経, 交感神経, 副交感神経から放出)
	ドーパミン	ドーパミン作動性神経 (黒質, 被蓋に存在)
	ノルアドレナリン	交感神経節後線維
	アドレナリン	アドレナリン作動性神経 (延髄の網様体に存在)
	グルタミン酸	中枢神経 (大脳皮質, 海馬, 小脳での記憶・学習に作用する)
抑制性伝達物質	GABA (ガンマアミノ酪酸)	中枢神経 (大脳皮質, 大脳基底核, 海馬, 小脳などに分布)
	グリシン	脳幹, 脊髄(レンショウ細胞)に分布

6 シナプス伝達の加重現象

時間的加重：閾値以下の刺激を短い時間間隔で加重することによって活動電位が発生すること.

空間的加重：閾値以下の複数の刺激を同時に加えることによって活動電位が発生すること.

時間的加重

i はシナプス前線維を単一刺激

ii は2回刺激

空間的加重

i はシナプス前線維のaのみを刺激

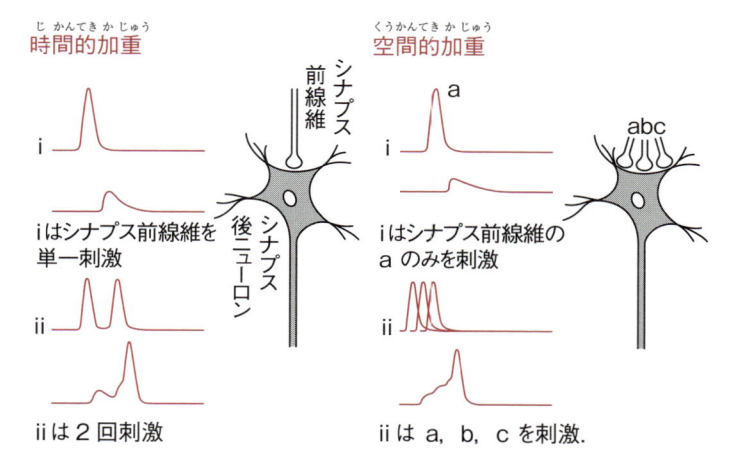

ii は a, b, c を刺激.

4 神経筋の伝達

1 神経筋接合部の構造

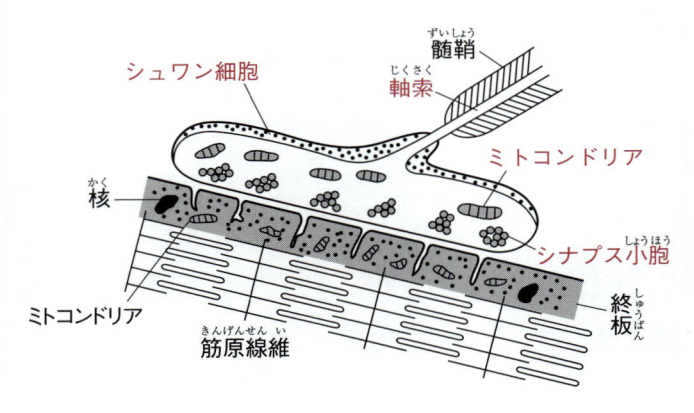

図中ラベル：シュワン細胞、髄鞘、軸索、ミトコンドリア、核、シナプス小胞、ミトコンドリア、筋原線維、終板

(杉³⁾)

SIDE MEMO　シナプス疲労

運動神経の反復刺激によって神経終末からのアセチルコリンの量が低下し，筋収縮が起こらなくなることをシナプス疲労現象という．

SIDE MEMO　神経筋伝達阻害物質

① 神経終末作用物質
　ボツリヌス毒素，クモ毒
② 終板作用物質
　クラーレ（アマゾン原住民矢毒）
③ アセチルコリン分解抑制物質
　（抗コリンエステラーゼ）サリン，エゼリン

2 終板電位

終板
- 筋形質の一部であり、神経終末の下で筋線維膜がヒダ（神経下裂）になっている．
- 終末と筋表面膜のシナプス間隙は約50nmである．
- 神経筋の化学伝達物質はアセチルコリンである．

終板電位
- アセチルコリンが終板膜表面の受容器と結合し、陽イオン透過性を亢進して脱分極を起こす．この時の電位を終板電位（EPP）という．
- 終板電位の大きさは全か無かの法則に従わない．
- 終板電位は終板に限局して起こり、伝導することはない．
- 終板電位は筋線維の1点に活動電位を発生させる．この活動電位は筋線維の全長にわたって伝導し、筋収縮の引き金となる．
- 終板電位は活動電位のようにオーバーシュートせず、$-16\,\text{mV}$といわれている．

SIDE MEMO 脱分極とオーバーシュート

> 活動電位において膜電位が急速に正方向へ変化することを脱分極と呼び、活動電位の正の部分をオーバーシュートという．

3 重症筋無力症
- 神経筋接合部の疾患．
- 抗アセチルコリン受容体の抗体が胸腺で産生される自己免疫疾患．
- アセチルコリン受容体の数が減少するため、運動の始めは正常であるが、すぐに神経筋伝達が遮断され、麻痺が起こる．
- 休むと容易に回復する．

5 運動単位

1 運動単位

運動単位
：一つの運動神経とそれによって支配されている筋細胞群を併せたもの．運動系の基本単位をいう．

神経支配比
：1本の運動神経が支配する筋線維の数の割合．

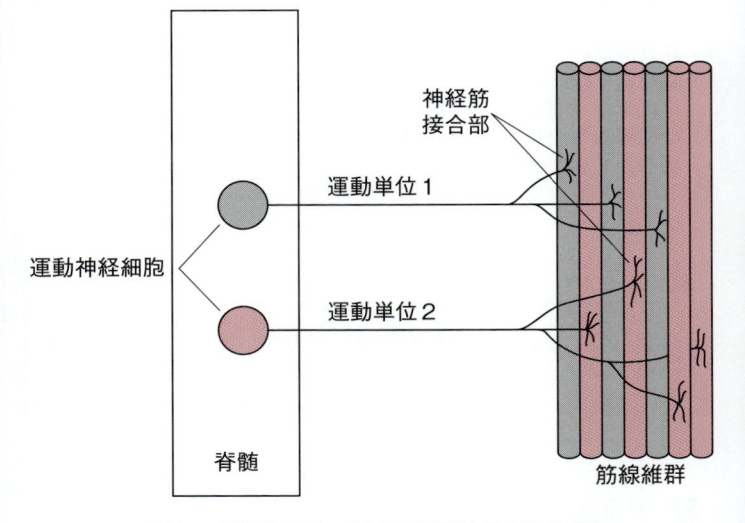

※1つの筋肉に2つ以上の運動単位がある場合

(貴邑・他[4])

SIDE MEMO 筋電位 (EMG)

ヒトの単一運動単位の活動は，針電極を骨格筋内に刺入して誘導する筋電図によって観察される．

6 末梢神経の区分

1 末梢神経系の機能的分類

末梢神経系
- 体性神経系
  - 遠心性……運動神経
  - 求心性……感覚神経
- 自律神経系
  - 遠心性……交感神経
          副交感神経
  - 求心性……内臓の感覚神経

体性神経系：身体の運動や感覚機能を司る神経系
自律神経系：循環・呼吸・消化など各種の自律機能を司る神経系
遠心性神経：興奮を中枢から末梢に伝える神経
求心性神経：末梢からの興奮を中枢へ伝える神経

SIDE MEMO 中枢神経系と末梢神経系

中枢神経系…末梢からの刺激を受け、これに対して興奮を起こす中心部
末梢神経系…中枢神経系から出る神経線維の束の総称．刺激や興奮を伝導する部分．

SIDE MEMO 末梢神経系の形態的分類

脳神経……脳（脳幹）から直接出る末梢神経．
脊髄神経…脊髄から軸索が出ている末梢神経．

7　脳神経

1　脳神経の起始部

- 脳神経は脳に直接出入りする末梢神経である．12対からなり，それらには次のような名称の他に，脳から出る順に前方から番号がつけられている．

I 嗅神経	IV 滑車神経	VII 顔面神経	X 迷走神経
II 視神経	V 三叉神経	VIII 内耳神経	XI 副神経
III 動眼神経	VI 外転神経	IX 舌咽神経	XII 舌下神経

(前方)

前頭葉
嗅球
嗅索
側頭葉
橋
延髄
小脳

I, II, III, IV, V, VI, VII, VIII, IX, X, XI, XII

(脳底面)
(後方)

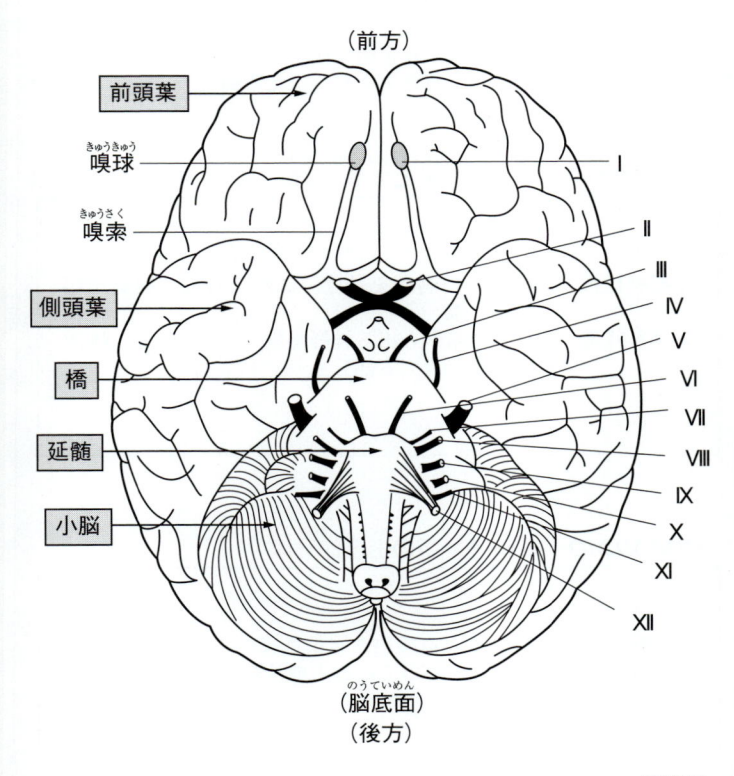

第3章　末梢神経系

2 脳神経とその機能

神経	支配	機能	部位
Ⅰ 嗅神経 (S)	鼻粘膜嗅部	嗅覚	大脳半球
Ⅱ 視神経 (S)	眼球網膜	視覚	間脳 大脳半球
Ⅲ 動眼神経 (M)	上直筋 下直筋 内側直筋 下斜筋 上眼瞼挙筋 瞳孔括約筋 毛様体筋	眼球・眼瞼挙上	中脳
Ⅳ 滑車神経 (M)	上斜筋	眼球運動	中脳
Ⅴ 三叉神経 (S/M)	顔面 頭部 口 鼻 歯	咀嚼 顔面感覚	橋
Ⅵ 外転神経 (M)	外側直筋	眼球運動	橋
Ⅶ 顔面神経 (S/M)	表情筋 舌 唾液腺	顔面運動 味覚	橋
Ⅷ 内耳神経 (S)	内耳 コルチ器官 半規管	聴覚 平衡感覚	橋 延髄
Ⅸ 舌咽神経 (S/M)	舌 咽喉 唾液腺	嚥下 味覚	延髄
Ⅹ 迷走神経 (S/M)	喉頭 心臓 胃腸	運動 内臓覚	延髄
Ⅺ 副神経 (M)	頭部 頸部 肩甲部の筋	運動	延髄 脊髄
Ⅻ 舌下神経 (M)	舌筋	舌の運動	延髄

※ S：感覚神経，M：運動神経，S/M：混合神経を示す

末梢神経系

7 脳神経

8 脊髄神経

1 脊髄神経

脊髄に出入りする末梢神経を脊髄神経といい，31対ある．神経が出入りする脊椎の高さによって次の5群に分けられている．

- 頸神経（C）　　8対（第1～第8頸神経）
- 胸神経（T）　　12対（第1～第12胸神経）
- 腰神経（L）　　5対（第1～第5腰神経）
- 仙骨神経（S）　5対（第1～第5仙骨神経）
- 尾骨神経　　　　1対（第1尾骨神経）

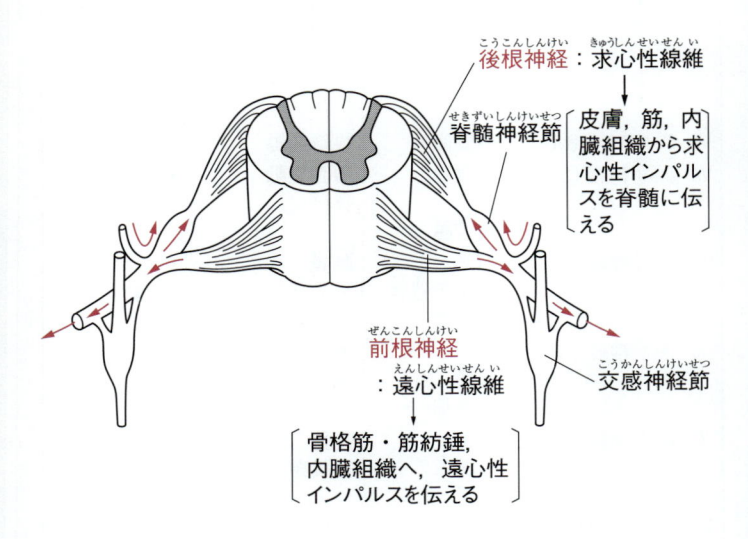

後根神経：求心性線維
皮膚，筋，内臓組織から求心性インパルスを脊髄に伝える

脊髄神経節

前根神経：遠心性線維
骨格筋・筋紡錘，内臓組織へ，遠心性インパルスを伝える

交感神経節

前根を通る神経線維は骨格筋や内臓，腺，血管などに遠心性インパルスを伝え，後根を通る神経線維は末梢受容器からの求心性インパルスを脊髄に伝えている．このことをベル・マジャンディーの法則という．

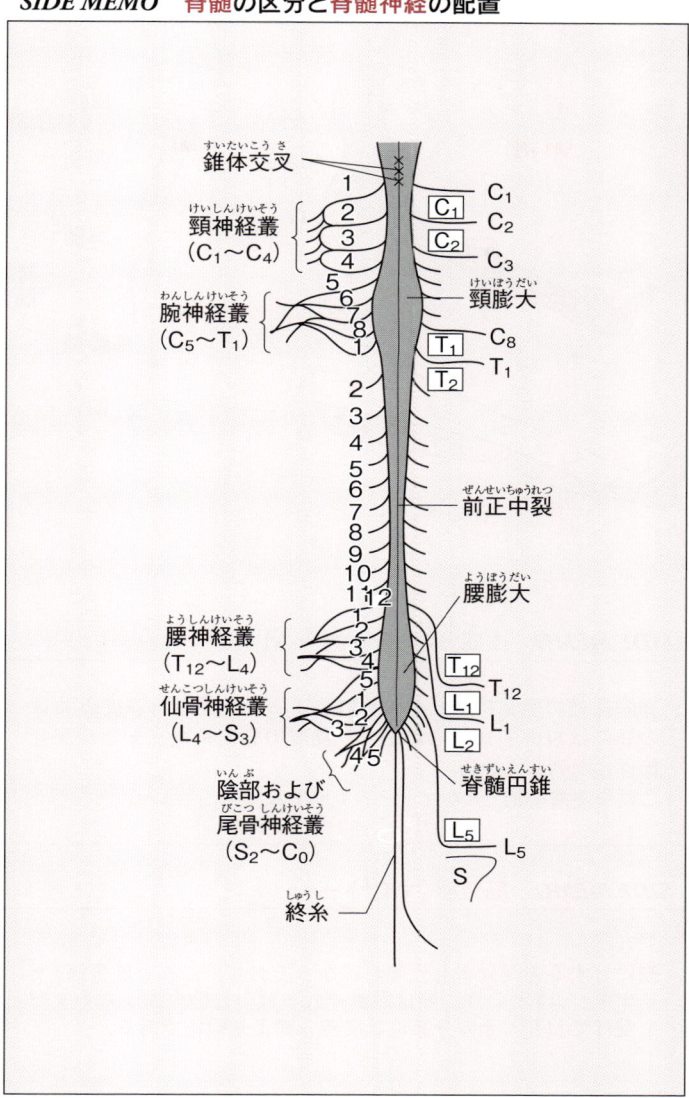

SIDE MEMO 脊髄の区分と脊髄神経の配置

錐体交叉

頸神経叢 (C$_1$～C$_4$)

腕神経叢 (C$_5$～T$_1$)

頸膨大

C$_1$　C$_1$
C$_2$　C$_2$
　　　C$_3$
T$_1$　C$_8$
T$_2$　T$_1$

前正中裂

腰膨大

腰神経叢 (T$_{12}$～L$_4$)

仙骨神経叢 (L$_4$～S$_3$)

陰部および尾骨神経叢 (S$_2$～C$_0$)

脊髄円錐

T$_{12}$　T$_{12}$
L$_1$　L$_1$
L$_2$　L$_2$

L$_5$　L$_5$
S

終糸

3 末梢神経系

8 脊髄神経

2 皮膚分節（デルマトーム）

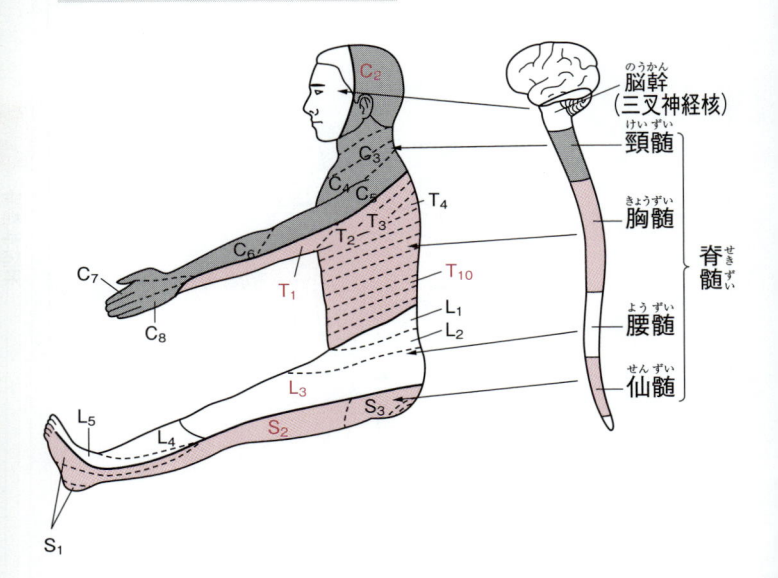

SIDE MEMO **皮膚分節**（デルマトーム）

脊髄神経の感覚神経とその神経によって支配される皮膚領域の間には規則的な対応があり，皮膚の脊髄神経支配領域が分節性に配列している．
これを**皮膚分節**（デルマトーム）と呼ぶ．

SIDE MEMO **筋分節**（マイオトーム）

筋に対する神経分布も分節的になっており，これを**筋分節**（マイオトーム）という．筋はそれぞれ多数の脊髄分節からの支配を受けており，その分節性は皮膚分節より複雑である．

第3章　末梢神経系

9 頸神経叢と腕神経叢

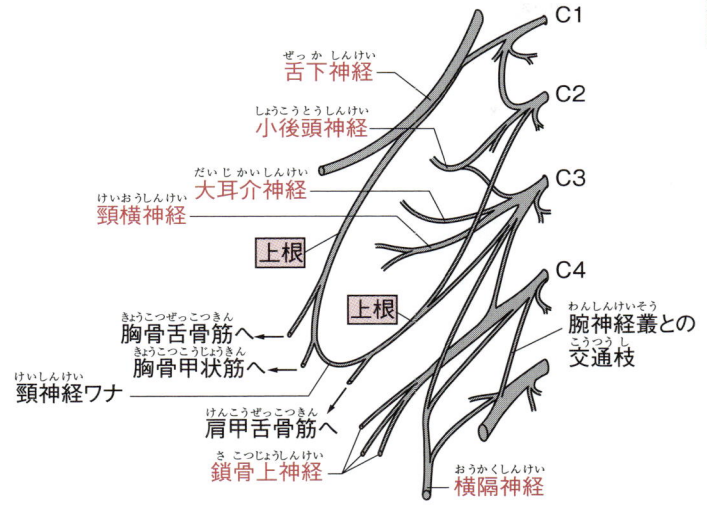

1 頸神経叢

- C1
- 舌下神経
- C2
- 小後頭神経
- 大耳介神経
- C3
- 頸横神経
- 上根
- C4
- 上根
- 胸骨舌骨筋へ
- 胸骨甲状筋へ
- 腕神経叢との交通枝
- 頸神経ワナ
- 肩甲舌骨筋へ
- 鎖骨上神経
- 横隔神経

2 腕神経叢

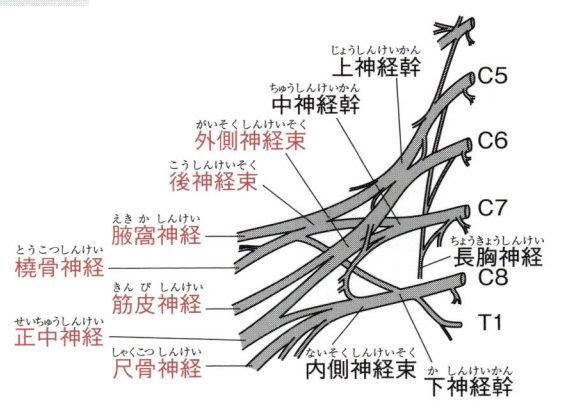

- 上神経幹
- 中神経幹
- C5
- 外側神経束
- C6
- 後神経束
- 腋窩神経
- C7
- 橈骨神経
- 長胸神経
- 筋皮神経
- C8
- 正中神経
- T1
- 尺骨神経
- 内側神経束
- 下神経幹

3 上肢の神経と筋支配

腋窩・筋皮神経

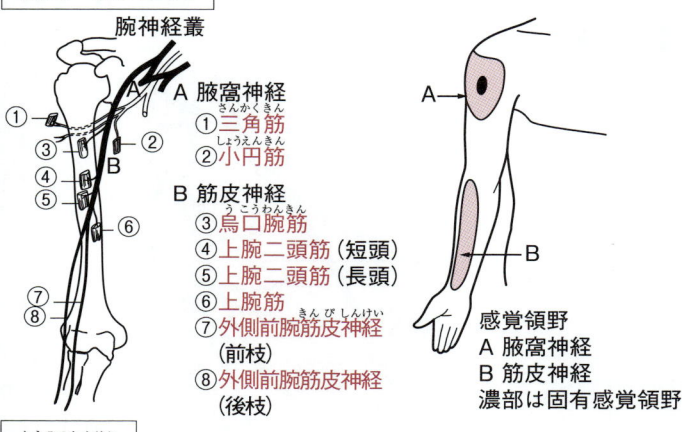

腕神経叢

A 腋窩神経
① 三角筋
② 小円筋

B 筋皮神経
③ 烏口腕筋
④ 上腕二頭筋（短頭）
⑤ 上腕二頭筋（長頭）
⑥ 上腕筋
⑦ 外側前腕皮神経（前枝）
⑧ 外側前腕筋皮神経（後枝）

感覚領野
A 腋窩神経
B 筋皮神経
濃部は固有感覚領野

橈骨神経

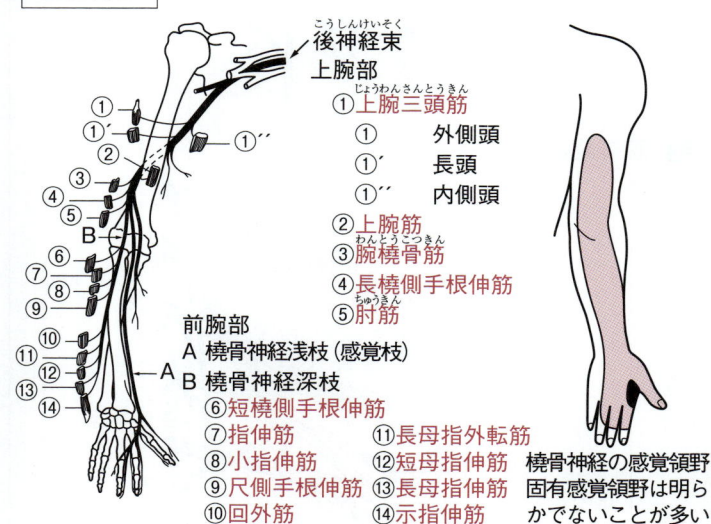

後神経束
上腕部
① 上腕三頭筋
　① 外側頭
　①' 長頭
　①'' 内側頭
② 上腕筋
③ 腕橈骨筋
④ 長橈側手根伸筋
⑤ 肘筋

前腕部
A 橈骨神経浅枝（感覚枝）
　橈骨神経深枝
⑥ 短橈側手根伸筋
⑦ 指伸筋
⑧ 小指伸筋
⑨ 尺側手根伸筋
⑩ 回外筋
⑪ 長母指外転筋
⑫ 短母指伸筋
⑬ 長母指伸筋
⑭ 示指伸筋

橈骨神経の感覚領野
固有感覚領野は明らかでないことが多い

(Chusid)

第3章 末梢神経系

尺骨神経

① 尺側手根屈筋
② 深指屈筋
（尺側2本）

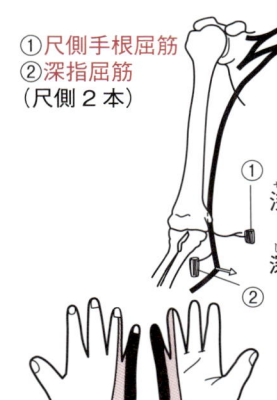

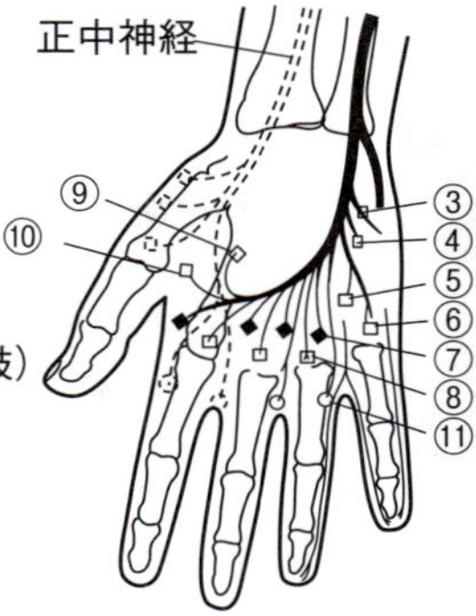

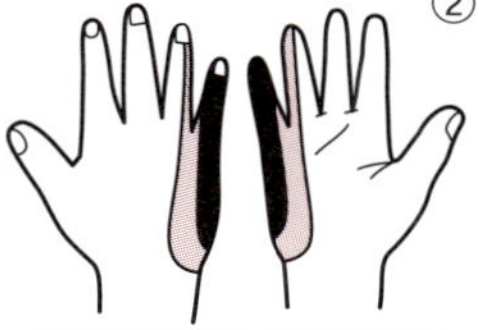

浅枝（主に感覚枝）
③ 短掌筋
深枝
④ 小指外転筋
⑤ 小指対立筋
⑥ 小指屈筋
⑦ 背側骨間筋
⑧ 掌側骨間筋
⑨ 母指内転筋
⑩ 短母指屈筋（深頭）
⑪ 虫様筋

尺骨神経の感覚領野

正中神経

正中神経

手外来筋
① 円回内筋
② 長掌筋
③ 橈側手根屈筋
④ 深指屈筋（橈側2本）
⑤ 浅指屈筋
⑥ 長母指屈筋
⑦ 方形回内筋

前骨間神経枝は長母指屈筋，示指の深指屈筋，方形回内筋を支配する．

手内筋
⑧ 短母指外転筋
⑨ 母指対立筋
⑩ 短母指屈筋（浅頭）
⑪ 虫様筋

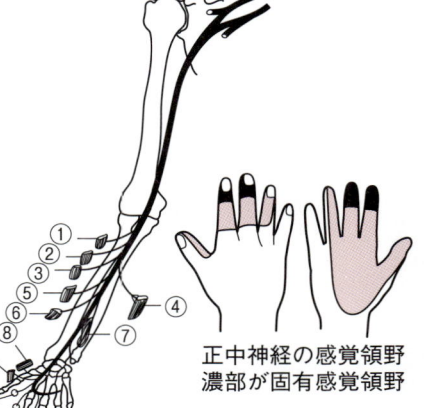

正中神経の感覚領野
濃部が固有感覚領野

(Chusid)

末梢神経系

9 頸神経叢と腕神経叢

10 腰神経叢と仙骨神経叢

1 腰神経叢

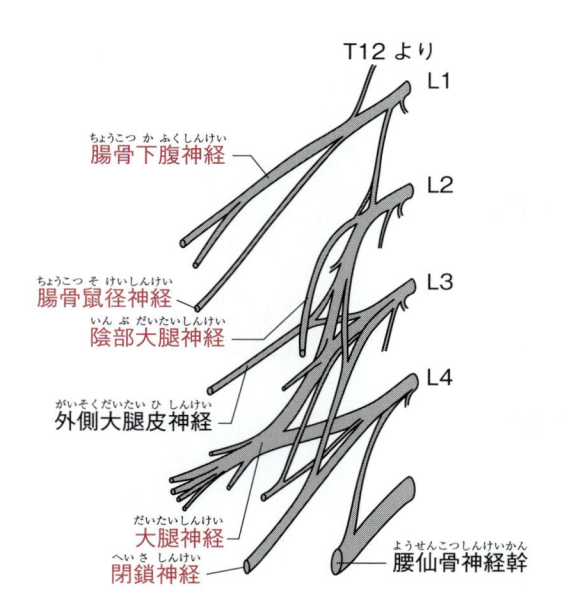

T12より
L1
腸骨下腹神経
L2
腸骨鼠径神経
陰部大腿神経
L3
外側大腿皮神経
L4
大腿神経
閉鎖神経
腰仙骨神経幹

第3章 末梢神経系

2 仙骨神経叢

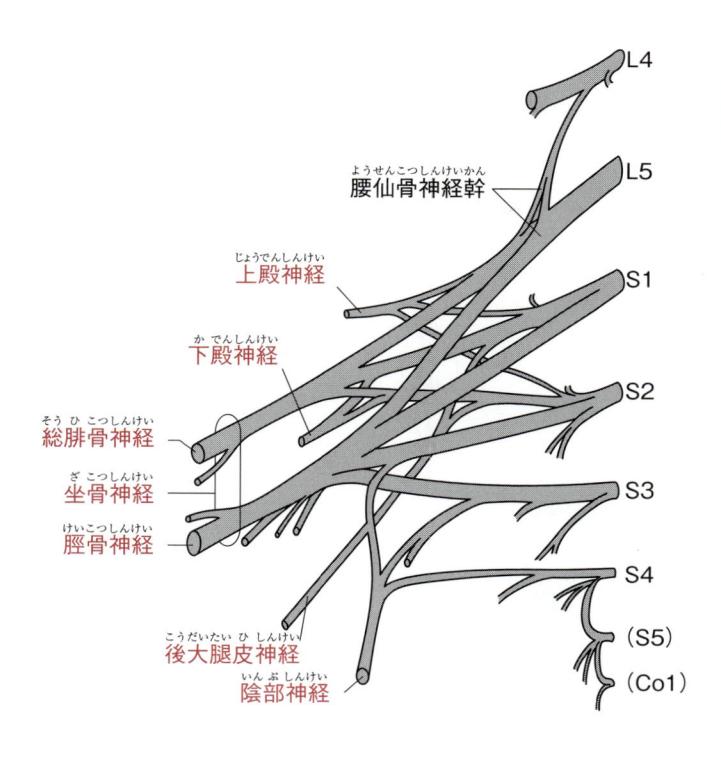

- L4
- L5
- 腰仙骨神経幹
- 上殿神経
- 下殿神経
- S1
- S2
- 総腓骨神経
- 坐骨神経
- 脛骨神経
- S3
- S4
- (S5)
- (Co1)
- 後大腿皮神経
- 陰部神経

10 腰神経叢と仙骨神経叢

3 下肢の神経と筋支配

坐骨神経

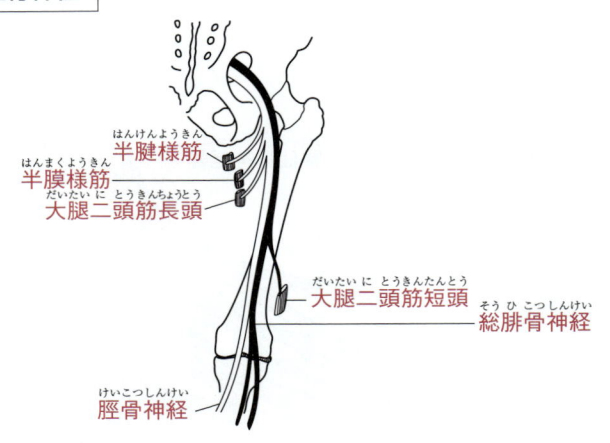

- 半腱様筋
- 半膜様筋
- 大腿二頭筋長頭
- 大腿二頭筋短頭
- 総腓骨神経
- 脛骨神経

大腿・閉鎖神経

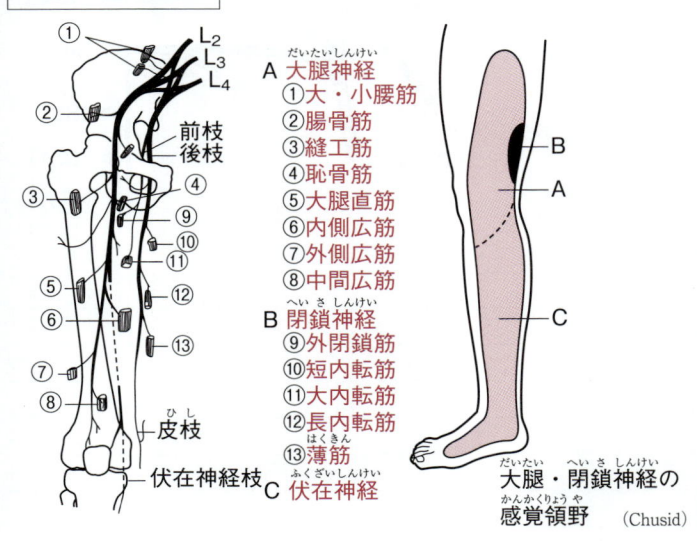

L₂ L₃ L₄

前枝
後枝

皮枝
伏在神経枝

A 大腿神経
① 大・小腰筋
② 腸骨筋
③ 縫工筋
④ 恥骨筋
⑤ 大腿直筋
⑥ 内側広筋
⑦ 外側広筋
⑧ 中間広筋

B 閉鎖神経
⑨ 外閉鎖筋
⑩ 短内転筋
⑪ 大内転筋
⑫ 長内転筋
⑬ 薄筋

C 伏在神経

大腿・閉鎖神経の感覚領野 (Chusid)

第3章 末梢神経系

腓骨神経

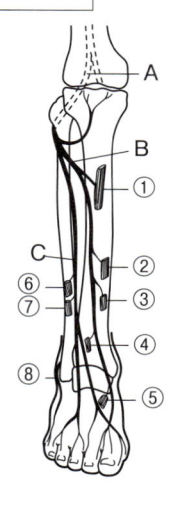

A 総腓骨神経
B 深腓骨神経
　①前脛骨筋
　②長指伸筋
　③長母指伸筋
　④第3腓骨筋
　⑤短指伸筋
C 浅腓骨神経
　⑥長腓骨筋
　⑦短腓骨筋
　⑧腓腹神経

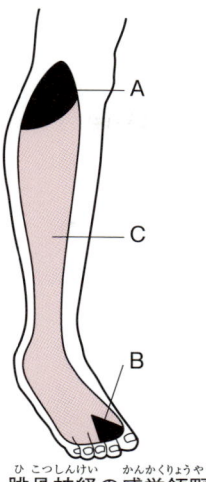

腓骨神経の感覚領野

脛骨神経

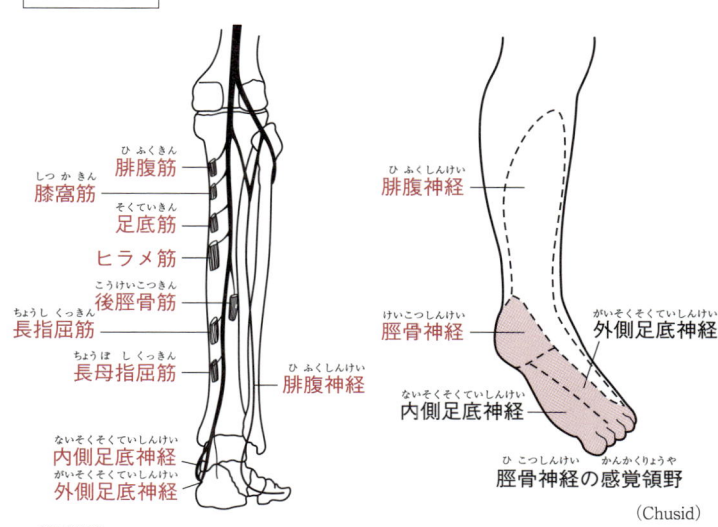

腓腹筋
膝窩筋
足底筋
ヒラメ筋
後脛骨筋
長指屈筋
長母指屈筋
腓腹神経
内側足底神経
外側足底神経

腓腹神経
脛骨神経
外側足底神経
内側足底神経

脛骨神経の感覚領野

(Chusid)

10　腰神経叢と仙骨神経叢

足底神経

A 内側足底神経
　① 短指屈筋
　② 母指外転筋
　③ 短母指屈筋
B 外側足底神経
　④ 小指外転筋
　⑤ 短小指屈筋
　⑥ 小指対立筋
　⑦ ⎫
　⑧ ⎬ 骨間筋
　⑨ 虫様筋
C 腓腹神経

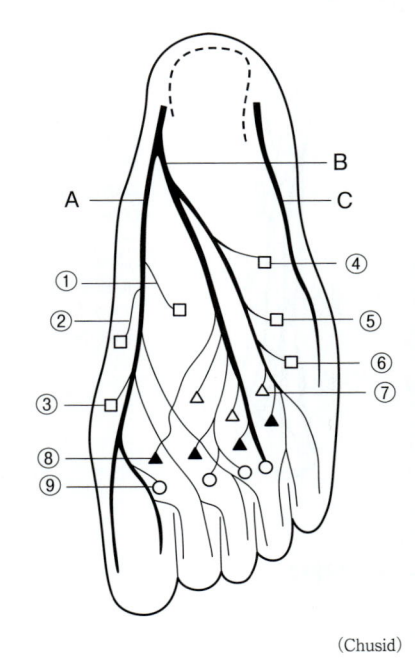

(Chusid)

11 自律神経系

1 自律神経の分布

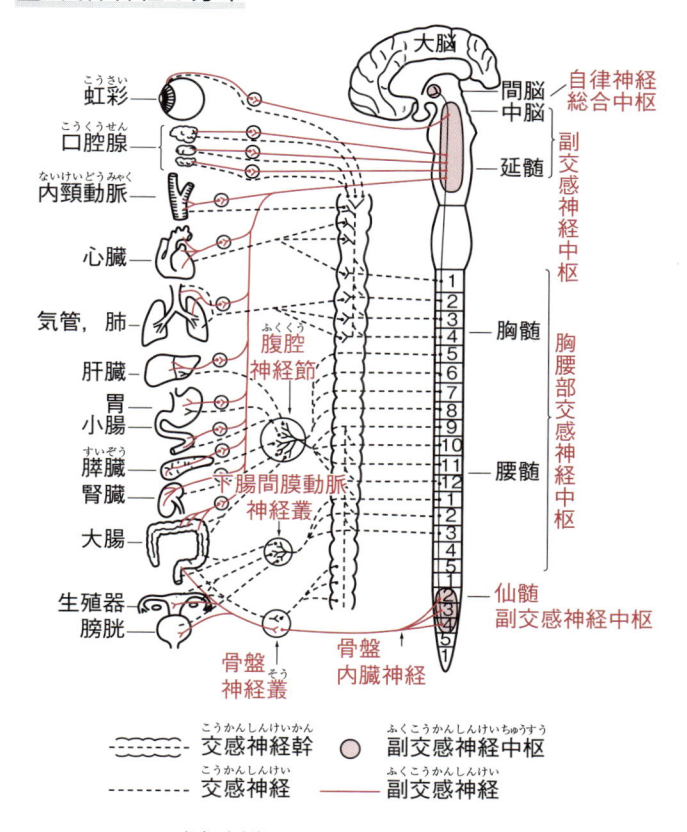

図中ラベル:
- 大脳
- 虹彩
- 口腔腺
- 内頸動脈
- 心臓
- 気管, 肺
- 肝臓
- 胃
- 小腸
- 膵臓
- 腎臓
- 大腸
- 生殖器
- 膀胱
- 間脳
- 中脳
- 延髄
- 胸髄
- 腰髄
- 仙髄
- 自律神経総合中枢
- 副交感神経中枢
- 胸腰部交感神経中枢
- 仙髄副交感神経中枢
- 腹腔神経節
- 上腸間膜動脈神経叢
- 骨盤神経叢
- 骨盤内臓神経

凡例:
- 〰〰 交感神経幹
- ------ 交感神経
- ● 副交感神経中枢
- ── 副交感神経

SIDE MEMO 自律神経

自律神経は内臓, 血管, 腺などの不随意性器官に分布し, 無意識的・反射的に生命維持に必要なさまざまな作用を調節している.

2 自律神経系の機能

	交感神経系	副交感神経系
状態	緊張時	安静時
節前線維	有髄	有髄
節後線維	無髄	無髄
瞳孔	散大	縮小
毛様体	放射状筋の収縮によりレンズは遠くを見るのに調節	輪状筋の収縮によりレンズは近くを見るのに調整
涙腺	血管収縮	血管拡張と分泌亢進
唾液腺	血管収縮と酵素の少ないムチン産生	血管拡張と酵素に富んだ水分の多い
分泌亢進		
消化腺	分泌抑制	分泌亢進
気管および消化管平滑筋	弛緩	収縮
心洞結節	心拍数増加	心拍数減少
心房室結節および伝導系	伝導速度増加	伝導速度減少
心筋	収縮力増加	収縮力減少
皮膚血管	収縮	拡張
筋血管	拡張	収縮
汗腺	発汗亢進	（神経支配なし）
立毛筋	収縮	（神経支配なし）
膀胱直腸平滑筋	筋緊張低下	収縮
膀胱肛門括約筋	筋緊張上昇	弛緩

SIDE MEMO 求心性神経と遠心性神経

求心性神経とは末梢から中枢に情報を伝える神経をいう．遠心性神経とは中枢から末梢へ情報を伝える神経をいう．

3 自律神経系の特徴

二重支配

内臓器官の多くは交感神経と副交感神経の遠心性線維によって二重に支配されている．このような両神経系による支配を二重支配という．ただし，瞳孔散大筋・副腎髄質・脾臓・立毛筋・汗腺・大部分の血管は交感神経のみ，瞳孔括約筋は副交感神経のみの支配を受けている．

拮抗支配

交感および副交感神経の遠心性線維による同一効果器に対する作用は相反的である．これを拮抗支配という．

持続支配

臓器は交感神経と副交感神経により一定の興奮状態が維持されている．

相反支配

交感神経，副交感神経のいずれかが強く活動しているとき，他の神経の活動が抑制される．

SIDE MEMO 節前線維と節後線維

自律神経では自律神経節を中継点として1つ以上のシナプスをつないでいる．
中枢神経内の神経細胞から始まる線維を節前線維，神経節から出て末梢の器官に入る線維を節後線維という．

4 自律神経反射

自律神経遠心性神経の活動は体性あるいは内臓性の末梢求心性線維の刺激により反射性に影響を受ける．種々の自律神経反射は求心路と遠心路の種類から次の3種に大別される．

内臓-内臓反射
内臓求心性神経を求心路とし，自律神経を遠心路とする反射である．多くの内臓機能はこの反射により常時調節されている．例えば血圧，胃腸管運動，膀胱機能などがある．

体性-内臓反射
体性感覚神経を求心路とし，自律神経を遠心路とする反射である．体温調節反射など．

内臓-体性反射
内臓求心性神経を求心路とし，体性運動神経を遠心路として骨格筋の収縮性を変化させる反射である（これは厳密な意味での自律神経反射ではない）．

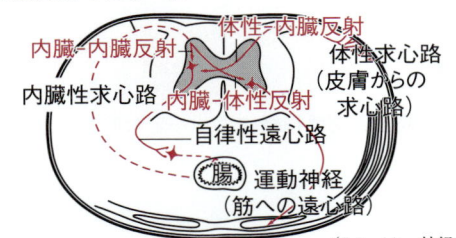

(Schmidt, 神経生理学, 1988)

5 自律神経の伝達物質

交感神経と副交感神経の働きは，節後線維から化学伝達物質が分泌され，それが臓器に作用して起こる．

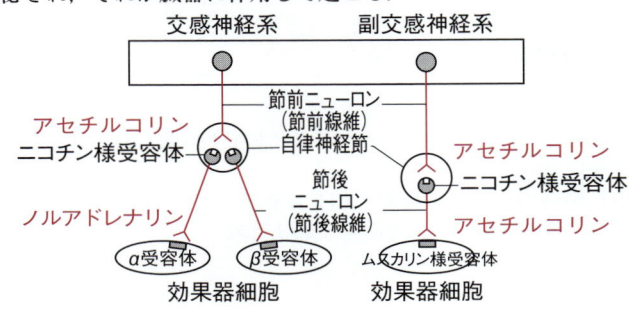

第4章
中枢神経系

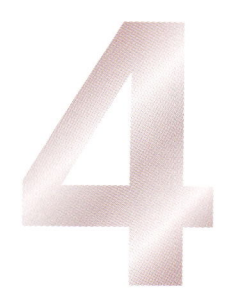

1. 中枢神経系 ·················· 46
2. 脊髄 ························ 47
3. 脊髄反射 ···················· 49
4. 大脳基底核と大脳皮質 ······ 50
5. 大脳辺縁系 ·················· 52
6. 脳波 ························ 53
7. 睡眠 ························ 54
8. 学習と記憶 ·················· 55
9. 間脳 ························ 56
10. 脳幹 ······················· 57
11. 小脳 ······················· 62
12. 中枢神経系の伝導路 ········ 64
13. 下行性伝導路―錐体路 ······ 65
14. 下行性伝導路―錐体外路 ··· 67
15. 上行性伝導路 ··············· 70

1 中枢神経系

1 中枢神経系の構造

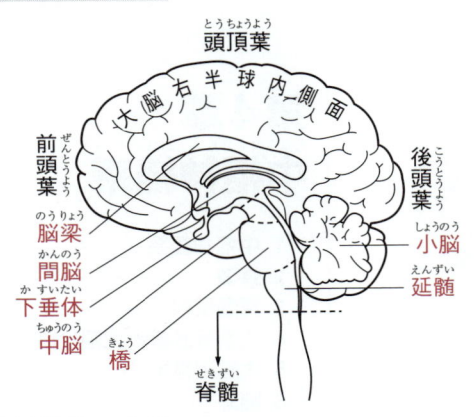

頭頂葉
大脳右半球内側面
前頭葉
後頭葉
脳梁
間脳
下垂体
中脳
橋
小脳
延髄
脊髄

2 中枢神経系の区分

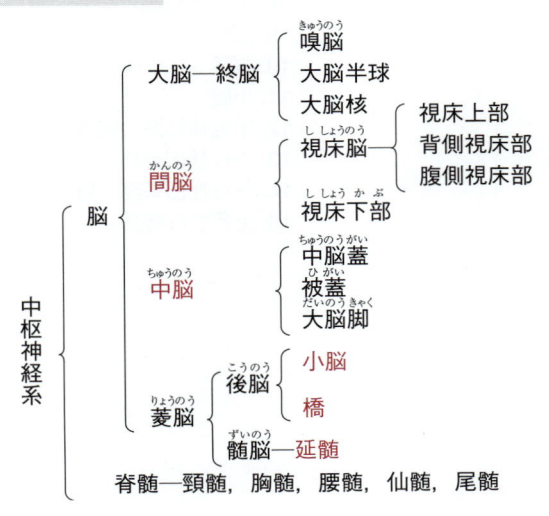

- 中枢神経系
  - 脳
    - 大脳―終脳
      - 嗅脳
      - 大脳半球
      - 大脳核
    - 間脳
      - 視床脳
        - 視床上部
        - 背側視床部
        - 腹側視床部
      - 視床下部
    - 中脳
      - 中脳蓋
      - 被蓋
      - 大脳脚
    - 菱脳
      - 後脳
        - 小脳
        - 橋
      - 髄脳―延髄
  - 脊髄―頸髄，胸髄，腰髄，仙髄，尾髄

2 脊髄

1 脊髄の構造

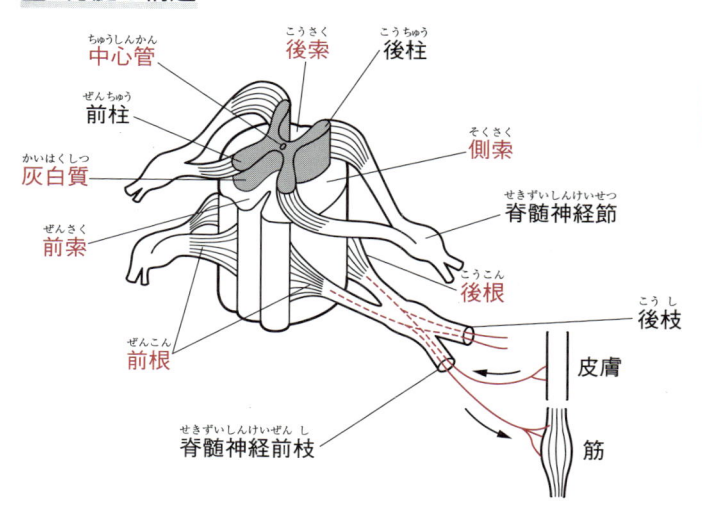

図中のラベル:
- 中心管
- 後索
- 後柱
- 前柱
- 側索
- 灰白質
- 脊髄神経節
- 前索
- 後根
- 後枝
- 前根
- 皮膚
- 脊髄神経前枝
- 筋

SIDE MEMO　脊髄の灰白質と白質

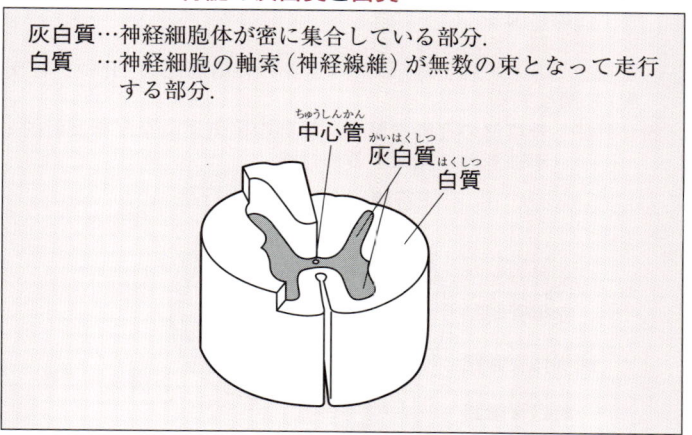

灰白質…神経細胞体が密に集合している部分．
白質　…神経細胞の軸索（神経線維）が無数の束となって走行する部分．

図中のラベル: 中心管／灰白質／白質

❷ 脊髄を通る伝導路

伝導路

- 末梢からの刺激を中枢に，中枢からの興奮（インパルス）を末梢に伝達するために数個の神経元（ニューロン）が連絡している．この神経元の連絡を伝導路という．
- 伝導路には上行性（知覚性）伝導路と下行性（運動性）伝導路がある．

上行性伝導路（求心性伝導路）→詳しくはp70へ

末梢の受容器からの刺激を中枢に伝えるもので，皮膚知覚，深部知覚，嗅覚，視覚，聴覚，味覚などの伝導路がある．

- 脊髄視床路：皮膚の温度感覚および痛覚と触覚の一部を視床に伝える．脊髄内で交叉して側索と前索を上行する．
- 後索路　　：触覚の一部，深部感覚を延髄に伝える．後索を上り延髄でニューロンを変える．
- 脊髄小脳路：運動や姿勢維持などの調節に関与する．側索を通り小脳に行く．

下行性伝導路（遠心性伝導路）→詳しくはp65, 67へ

中枢の興奮を末梢の筋および腺に伝える伝導路である．

錐体路：骨格の随意運動を支配する神経路
- 皮質核路（皮質延髄路）
  眼球運動，咀嚼運動，表情運動
  嚥下運動に関与
- 皮質脊髄路
  皮質核路（皮質延髄路）以外の全身の骨格筋運動（脊髄神経支配）に関与する．

- 錐体外路：骨格筋の運動や緊張，筋群の協調運動などを反射的・不随意的に支配する神経路．

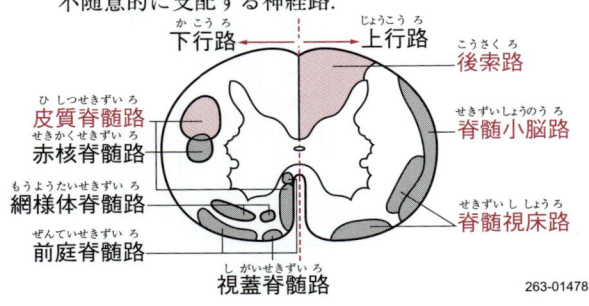

下行路　　　　上行路
後索路
皮質脊髄路
赤核脊髄路
網様体脊髄路
脊髄小脳路
脊髄視床路
前庭脊髄路
視蓋脊髄路

3 脊髄反射

1 脊髄反射弓

脊髄反射作用を起こすための刺激の伝導路を**脊髄反射弓**という．

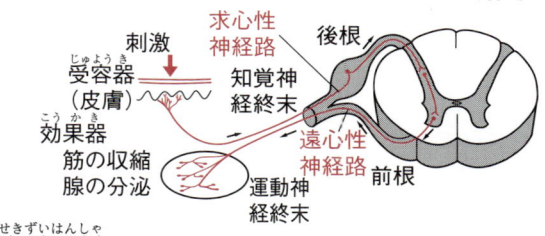

2 脊髄反射

- **伸張反射**：骨格筋を伸張すると，その筋が収縮する反射．受容器は伸張された筋の筋紡錘で，効果器はその筋の錘外筋線維である．例として膝蓋腱反射，アキレス腱反射などがある．
- **屈曲反射**：皮膚・筋・関節などをつねったり，熱などの有害な痛覚刺激を与えたりすると，同側の腕や脚の屈筋が反射的に収縮し，屈曲する反射．**防御反射**とも呼ばれる．

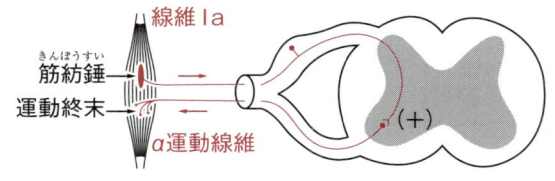

- **脊髄反射**：種々の感覚入力により，脊髄を中枢として反射が起こる．脊髄反射は感覚情報を大脳で知覚・判断して反応する運動より遥かに速く起こる．
- **単シナプス反射と多シナプス反射**：求心性神経と遠心性神経の間にただ1個のシナプスをもつ反射を**単シナプス反射**という．伸張反射は単シナプスである．また，2つ以上のシナプスを持つ反射を**多シナプス反射**という．屈曲反射は多シナプス反射である．
- **筋紡錘の遠心性線維**：筋に至る遠心性神経線維には太い α 線維と細い γ 線維がある．α 線維は筋線維を支配し，γ 線維は**筋紡錘内の錘内筋線維**を支配している．

4 大脳基底核と大脳皮質

1 大脳基底核の構造

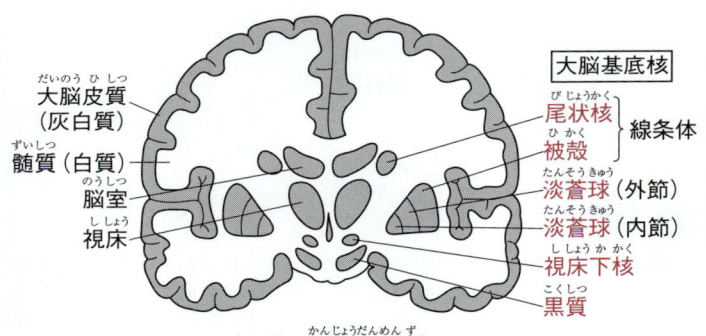

```
大脳皮質（灰白質）
髄質（白質）
脳室
視床

大脳基底核
尾状核 ─┐
被殻   ─┴ 線条体
淡蒼球（外節）
淡蒼球（内節）
視床下核
黒質

（大脳の冠状断面図）
```

SIDE MEMO 大脳基底核

大脳半球の表面を覆っている大脳皮質の下に白質があり，これを深く入っていくと神経細胞の集団である灰白質がある．これを大脳基底核という．

SIDE MEMO 大脳基底核の障害

舞踏病，アテトーゼ，ヘミバリスム，パーキンソン病，チック，ジストニア

2 大脳基底核の機能

大脳基底核→視床→大脳皮質へと神経情報を送り，再び大脳皮質に影響を与え，筋の緊張を保ったり，不随意運動をコントロールしたりする役割を果たす．また，小脳と共同して円滑な運動を実現する．

3 大脳皮質の機能局在

皮質の部位ごとで機能に違いがある．これを機能局在という．

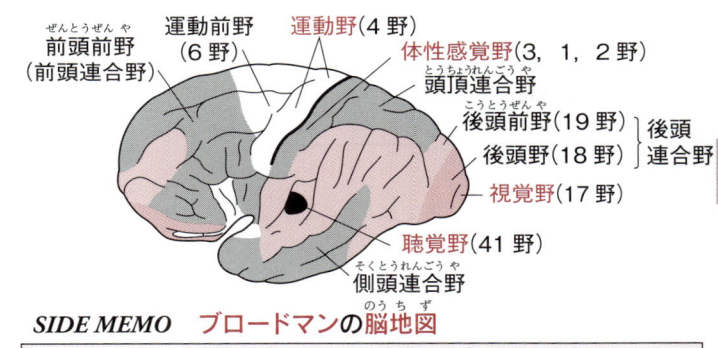

- 前頭前野（前頭連合野）
- 運動前野（6野）
- 運動野（4野）
- 体性感覚野（3，1，2野）
- 頭頂連合野
- 後頭前野（19野）｝後頭連合野
- 後頭野（18野）
- 視覚野（17野）
- 聴覚野（41野）
- 側頭連合野

SIDE MEMO　ブロードマンの脳地図

ブロードマンは神経細胞の種類，配列，密度の違いにより，大脳皮質を52の領野に区分した．機能の局在と密接な関係がある．

4 大脳皮質と髄質

- 大脳皮質 ┬ 新皮質
　　　　　└ 大脳辺縁系
- 約140億個の神経細胞から構成．
- 細胞構築—6層の細胞層で形成．
- 大脳髄質（白質）：白質，有髄神経線維
  - 連合線維…同側の大脳半球内皮質部を結合
  - 交連線維…左側と右側の大脳半球の皮質を結合〔前（後）交連，脳弓交連，脳梁〕
  - 投射線維…大脳皮質と下位脳，脊髄とを結合

SIDE MEMO　大脳髄質

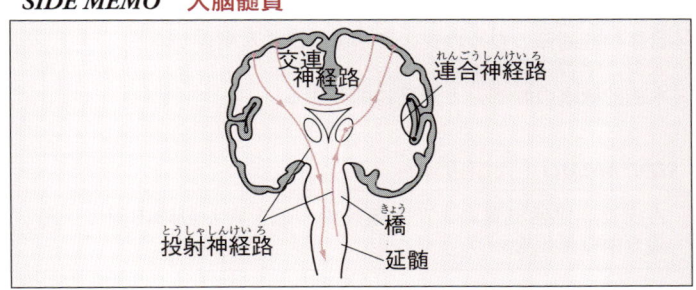

- 交連神経路
- 連合神経路
- 投射神経路
- 橋
- 延髄

4　大脳基底核と大脳皮質

5 大脳辺縁系

1 大脳辺縁系の構造

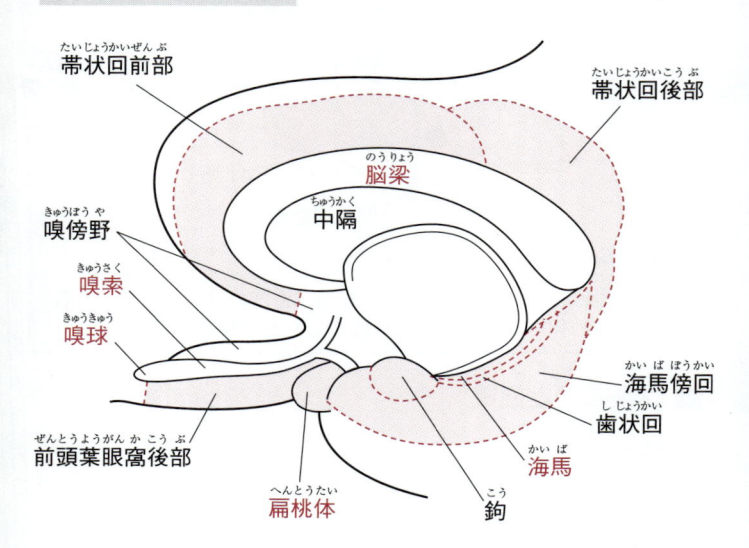

帯状回前部, 帯状回後部, 脳梁, 中隔, 嗅傍野, 嗅索, 嗅球, 前頭葉眼窩後部, 扁桃体, 鉤, 海馬, 歯状回, 海馬傍回

2 大脳辺縁系の機能

- 生命維持に必要な本能行動と情動行動の機能を司る.
- 扁桃核では逃避行動, 攻撃行動, 摂食行動, 性行動が起こる.
- 海馬は嗅覚形成に最も強く関与する.
- 自律神経調節のための視床下部を調節する働きがある.
- 記憶と学習に関与する.
- 本能的欲求の報酬系と罰系に関与する.

SIDE MEMO 大脳辺縁系

古皮質, 原始皮質および大脳核の一部を含む脳の内側で, 脳梁を囲む部位をいう.

6 脳波

1 意識水準と脳波

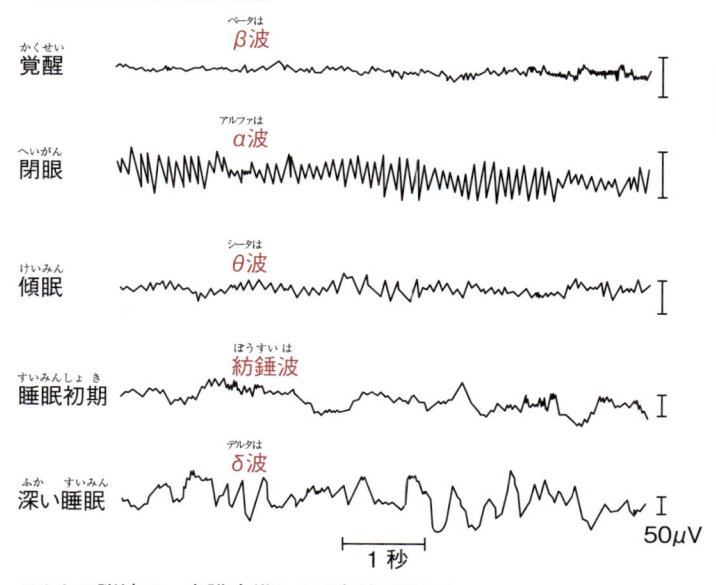

覚醒　β波

閉眼　α波

傾眠　θ波

睡眠初期　紡錘波

深い睡眠　δ波

1秒　50μV

※ヒトの脳波は，意識水準により波形が異なる．

SIDE MEMO　脳波

大脳皮質からの自発性の電気活動を頭皮上につけた電極から導出すると，0.5〜60 Hz位の周波数で5〜200μVの弱い電気信号が得られる．これを約100万倍に増幅して，記録したものを脳波という．

SIDE MEMO　異常脳波

正常にはみられない波形や異なった波形の組み合わせが異常時に出現する脳波．脳腫瘍やてんかんの診断に用いられる．

7 睡眠

1 脳波の睡眠段階区分

- stage W（W）：覚醒時，閉眼，安静時に α 波，開眼時に β 波が出現する．
- stage 1（Ⅰ）：入眠期
- stage 2（Ⅱ）：軽睡眠期
- stage 3（Ⅲ）：中等度睡眠期
- stage 4（Ⅳ）：深睡眠期
- stage REM：レム睡眠期．一番目覚めにくい睡眠期．逆説睡眠ともいう．

2 睡眠の生理的変化

- 睡眠のリズムは一定の周期で繰り返され，一周期は成人で約90分～120分である．これをサーカディアンリズムという．
- 初期の深い眠りから繰り返し回数が増すと浅い眠りになる．

SIDE MEMO 睡眠

脳幹網様体賦活系の機能低下と視床下部調節系の活動増加により睡眠状態となる．

SIDE MEMO レム睡眠

急速な眼球運動や咬筋（抗重力筋）の活動，全身の筋緊張の低下，内臓の活動増加がみられる．脳波は β 波が現れる．夢を見ている状態のときに起こる．

8 学習と記憶

1 学習

条件反射：条件刺激によって反射効果を起こす機序．
古典的条件づけ：パブロフが導入した概念．ある無関刺激(例えばベルの音)を食物と一緒にイヌに何度も繰り返し与えると，しだいにベルの音だけでイヌは唾液を分泌するようになる．このような学習過程．この場合，食物を無条件刺激，唾液分泌を無条件反応，ベルの音を条件刺激，ベルの音で誘発される唾液分泌を条件反応という．
道具的条件づけ：ある反応が動物に満足をもたらすならその反応と事態の結合は強められ，不快をもたらすなら弱められる．報酬を得るために能動的かつ試行錯誤的に環境に働きかける学習過程．
オペラントの条件づけ：道具的条件づけの条件づけの一種である．この場合，条件刺激がなく，反応が起こって強化が起こる学習過程．

2 記憶

ヒトの記憶は短期記憶と長期記憶の2種類により成り立っている．

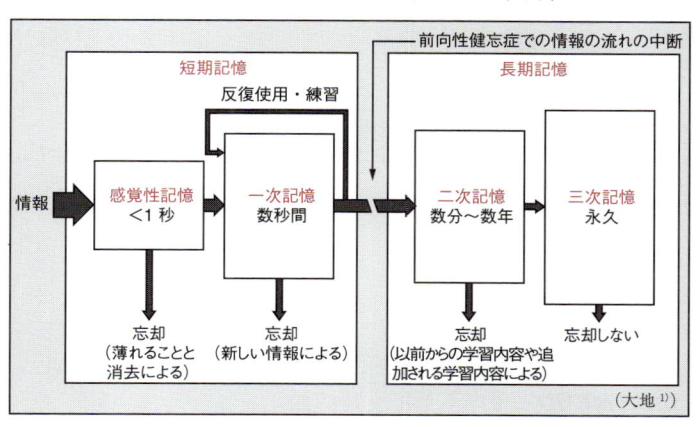

```
                        ─ 前向性健忘症での情報の流れの中断
         短期記憶              長期記憶
      反復使用・練習
情報 → 感覚性記憶 → 一次記憶 → 二次記憶 → 三次記憶
       <1秒      数秒間    数分～数年   永久
        ↓         ↓         ↓          ↓
       忘却       忘却       忘却      忘却しない
     (薄れることと (新しい情報による)(以前からの学習内容や追
      消去による)           加される学習内容による)
```

(大地[1])

- **記銘**：脳の中に記憶の痕跡を作る能力をいう．
- **記憶**：記銘されたものを必要に応じて再現し，思い起こす働き．
- **学習**：反復によって記銘を強めること．

9 間脳

1 間脳の機能

- 視床外側部は特殊投射系といわれ，求心性神経路の中継所として感覚ニューロンのシナプスを変える．
- 視床内側部は非特殊投射系といわれ，脳幹網様体から複雑なニューロン網を形成しながら大脳皮質に投射する．

SIDE MEMO　間脳の構造

終脳と中脳の間にあって，視床脳と視床下部からなる．

2 視床核の機能的分類

視床核
- 特殊連合核
- 特殊核（皮質中継核）
  - 後内側腹側核（顔面の感覚）
  - 後外側腹側核（体幹・四肢の感覚）
  - 内側膝状体（聴覚）
  - 外側膝状体（視覚）
- 非特殊核

3 視床下部の機能

- 自律機能の調節を行う統合中枢
- 交感神経，副交感神経の機能および，内分泌機能を総合的に調節する
- 体温調節中枢
- 下垂体ホルモン調節中枢
- 情動行動発現中枢
- 本能行動（摂食・飲水）中枢

SIDE MEMO　視床核

感覚系の神経経路の中継点

SIDE MEMO　視床下部と摂食行動

視床下部は食行動に対するすべての情報を調節し，摂食行動を行わせる情報を発信する．外側視床下部（空腹中枢）を破壊すると摂食しなくなる．内側視床下部（満腹中枢）を破壊すると異常摂食を行なう．

10 脳幹(のうかん)

1 脳幹部(のうかんぶ)の神経核(しんけいかく)

- 中脳(ちゅうのう)
  - 視神経交叉(ししんけいこうさ)
  - 下垂体(かすいたい)
  - 大脳脚(だいのうきゃく)
  - 視神経(ししんけい)
  - 乳頭体(にゅうとうたい)
  - 視索(しさく)
  - 動眼神経(どうがんしんけい)
- 橋(きょう)
  - 滑車神経(かっしゃしんけい)
  - 三叉神経(さんさしんけい)
  - 外転神経(がいてんしんけい)
  - 顔面神経(がんめんしんけい)
  - 内耳神経(ないじしんけい)
- 延髄(えんずい)
  - 錐体(すいたい)
  - オリーブ
  - 錐体交叉(すいたいこうさ)
  - 舌咽神経(ぜついんしんけい)
  - 迷走神経(めいそうしんけい)
  - 副神経(ふくしんけい)
  - 舌下神経(ぜっかしんけい)
- 脊髄(せきずい)
- 頸神経(けいしんけい)

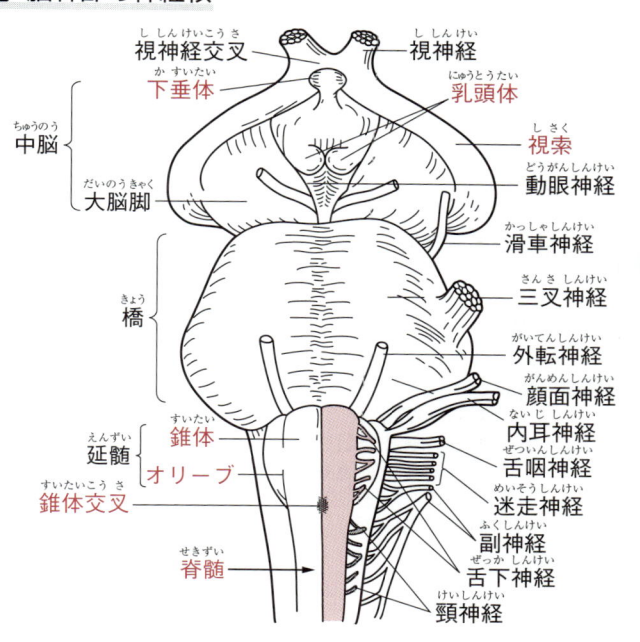

SIDE MEMO　脳幹(のうかん)の構造(こうぞう)

中脳・橋・延髄を指す．ただし，広義脳幹として間脳（視床・視床下部）を含むこともある．

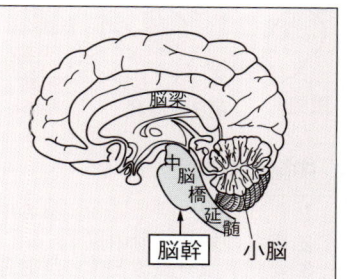

(図: 脳梁, 中脳, 橋, 延髄, 小脳, 脳幹)

SIDE MEMO **脳神経核**

脳幹には脳神経（脳から出入りする末梢神経）の始まる，または終わる神経細胞群があり，脳神経核という．

SIDE MEMO **赤核の障害**

不随意運動（アテトーゼや振戦などの多動）

SIDE MEMO **黒質の障害**

パーキンソン症候群（筋緊張の亢進，振戦，無動あるいは寡動）

2 中脳の構造と機能

中脳の構造

1. 間脳と橋の間に存在．
2. 大脳脚，被蓋，中脳蓋で構成されている．
3. ・下垂体：中央部錐体路
   ・被蓋 ─ 錐体…小脳と脊髄を中継し，運動調節に関与する．
          └ オリーブ…随意運動における筋緊張の調節に関与．
   ・錐体交叉：四丘体〔各左右の上丘（視覚伝導路），下丘（聴覚伝導路）の中継所〕

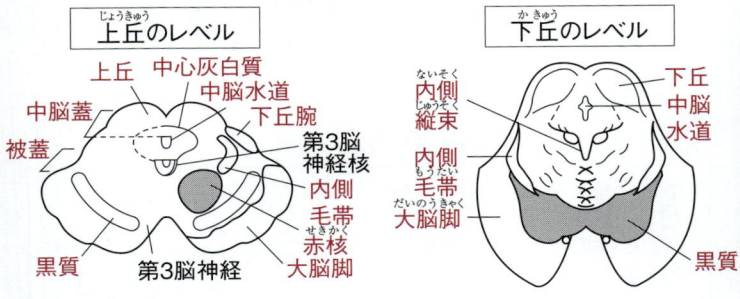

上丘のレベル: 上丘, 中心灰白質, 中脳水道, 下丘腕, 中脳蓋, 被蓋, 第3脳神経核, 内側毛帯, 赤核, 大脳脚, 黒質, 第3脳神経

下丘のレベル: 下丘, 中脳水道, 内側縦束, 内側毛帯, 大脳脚, 黒質

中脳の機能

1. 視覚反射，眼球運動反射の中枢
2. 瞳孔の対光反射中枢
3. 聴覚刺激→眼球と体の反射運動の中枢

4. 身体の平衡・姿勢の保持中枢
　ⅰ）迷路性立ち直り反射…両側耳石器からの入力による立ち直り反射
　ⅱ）体幹性立ち直り反射…体幹皮膚の圧迫の左右差による立ち直り反射
　ⅲ）頭部性立ち直り反射…左右頸筋の緊張の変化による立ち直り反射
　ⅳ）視覚性立ち直り反射…視覚入力による立ち直り反射

SIDE MEMO 中脳と横断面

左のa（上丘レベル），b（下丘レベル）の横断図は右の図線でカットしたものである．

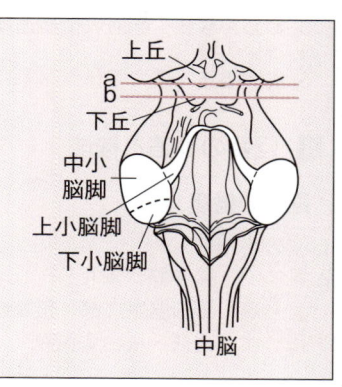

SIDE MEMO 立ち直り反射

空間内での正しい姿勢を維持・回復しようとする反応．

SIDE MEMO 対光反射

瞳孔に光を当てたときに反射的に出現する縮瞳現象．

3 橋の構造と機能

橋の構造

1. 中脳と延髄の間に存在．
2. 左右両側は中・小脳脚から小脳に続く．
3. 橋底部：橋核（灰白質）
　　　　　錐体路，皮質橋核路，中・小脳脚（白質）
4. 橋背部：脳神経核，網様体

SIDE MEMO　除脳固縮

サル，ネコ，イヌ，ウサギの脳幹を上丘と下丘の間で切断すると四肢の抗重力筋の緊張が亢進して伸展する．この現象を除脳固縮という．

橋の機能

1. **三叉神経核**：咀嚼，嚥下，鼓膜運動，顔面皮膚感覚
2. **外転神経核**：外側直筋を支配（眼球運動）
3. **顔面神経核**：顔面表情筋運動，舌前2/3味覚，涙腺，唾液腺支配
4. **排尿中枢**
5. 皮膚橋路：主に錐体外路系に属する

4 延髄の構造と機能

延髄の構造

1. 脳の終端部
2. **錐体**　：錐体路が走行
   菱形窩：第四脳室底部．延髄の背側に存在
   網様体：白質・灰白質混在

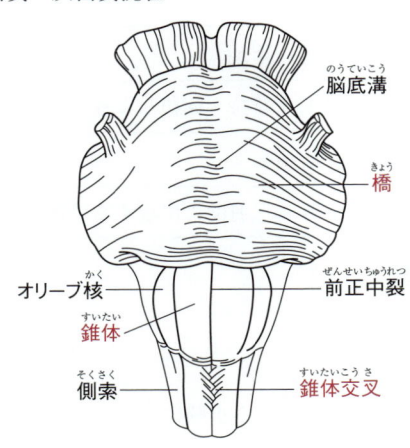

図中ラベル：
- 脳底溝
- 橋
- オリーブ核
- 前正中裂
- 錐体
- 側索
- 錐体交叉

延髄の機能

1. 錐体路 　　　：大脳皮質の運動中枢から脊髄に下行する運動性伝導路
2. 脳神経核 　　：舌咽神経核…咽頭筋支配，舌後1/3味覚
　　　　　　　　　迷走神経核…咽頭・喉頭運動，内臓感覚
　　　　　　　　　副神経核……胸鎖乳突筋，僧帽筋支配
　　　　　　　　　舌下神経核…舌骨下筋支配
3. 自律神経中枢：呼吸中枢
　　　　　　　　　心臓中枢
　　　　　　　　　血管運動中枢
　　　　　　　　　嚥下中枢
　　　　　　　　　嘔吐中枢
4. オリーブ核　　：オリーブ内の灰白質，錐体外路系伝導路の中継核

5 脳幹網様体とその機能

脳幹網様体

1. 白質と灰白質が混在している部分．
2. 延髄，橋，中脳の内部構造にみられる．
3. 延髄網様体，橋網様体，中脳網様体に分けられる．

脳幹網様体の機能

1. 反射の調節
　伸張反射に対して促進・抑制の両作用
2. 生命維持機能
　・呼吸中枢：自発性呼吸運動
　・血管運動中枢：血圧維持機能
3. 意識の維持
　・上行性網様体賦活系
　・意識活動の保持
　・覚醒の保持

SIDE MEMO　上行性網様体賦活系

脳幹の網様体の活動で大脳皮質を活性化し，意識水準を上昇させる機能系．

10　脳幹

11 小脳

1 小脳の構造

形態的分類
・左右半球
・虫部

系統発生的分類
・古小脳：（前庭神経核の上位中枢），最も古い
・旧小脳：脊髄反射の上位中枢（両生類以上）
・新小脳：大脳皮質からの線維投射を受ける（哺乳類以上）

構造的分類
・皮質
・小脳核　歯状核，室頂核，栓状核，球状核

2 小脳の線維結合

遠心性線維
・上小脳脚：小脳→視床核（間脳）・赤核（中脳）

求心性線維
・中小脳脚：橋核（橋）→小脳
・下小脳脚：脊髄→小脳

SIDE MEMO　小脳の構造

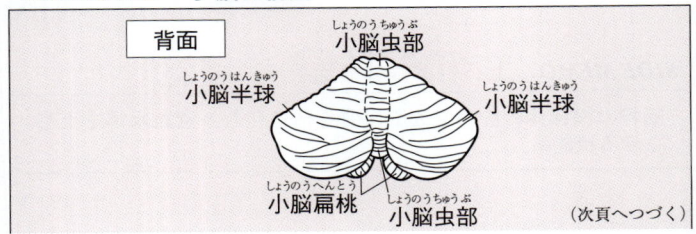

背面

小脳虫部
小脳半球　　小脳半球
小脳扁桃　小脳虫部

（次頁へつづく）

第4章　中枢神経系

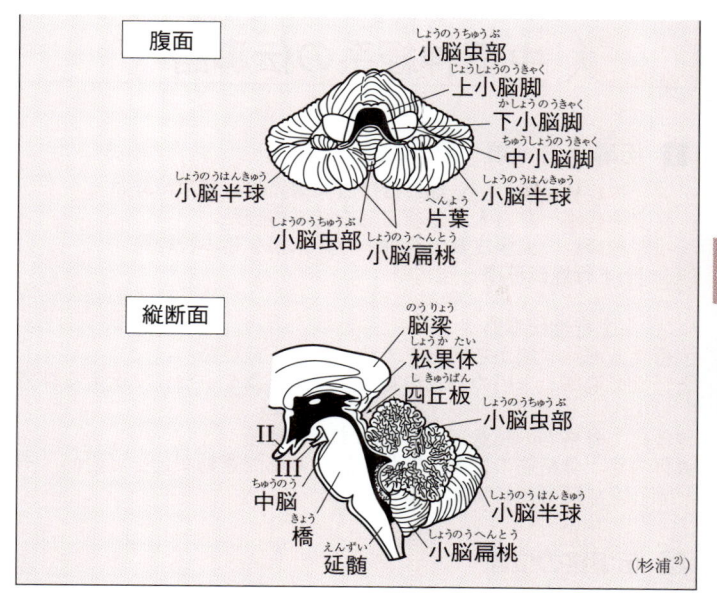

[腹面図: 小脳虫部, 上小脳脚, 下小脳脚, 中小脳脚, 小脳半球, 小脳半球, 片葉, 小脳虫部, 小脳扁桃]

[縦断面図: 脳梁, 松果体, 四丘板, 小脳虫部, II, III, 中脳, 橋, 延髄, 小脳半球, 小脳扁桃]

(杉浦[2])

3 小脳の機能

小脳の機能

・筋の緊張,平衡機能,姿勢反射の総合的調整,随意運動の調整

小脳の障害

・推尺異常(ジスメトリア)…随意運動の範囲を誤る.
・静止振戦…ある姿勢を保つときに起こる震え.
・企図振戦…ある動作を始めようとすると震えが起こり,目的物に近づくにつれて震えがひどくなる.
・運動解離…拮抗的相互の協調がうまく行われず,反復運動や複雑な細かい運動が困難となる.

SIDE MEMO 小脳皮質の3層

分子層,プルキンエ細胞層,顆粒層

12 中枢神経系の伝導路

1 伝導路の分類

連合神経路…脳の一定部における同側諸部を結ぶ神経路
交連神経路…左右大脳半球諸部を結ぶ神経路
投射神経路…大脳皮質と脊髄，身体末梢を結ぶ神経路
　┌下行性伝導路─錐体路
　│　　　　　　　　錐体外路
　└上行性伝導路

下行性伝導路：脳から興奮を末梢へ伝える神経路
上行性伝導路：末梢の感覚器官で受けた刺激を中枢まで伝える神経路
錐体路：骨格筋の随意運動を支配する神経路
錐体外路：骨格筋の運動や緊張，筋群の協調運動などを反射的，不随意的に支配する神経路

2 伝導路の位置

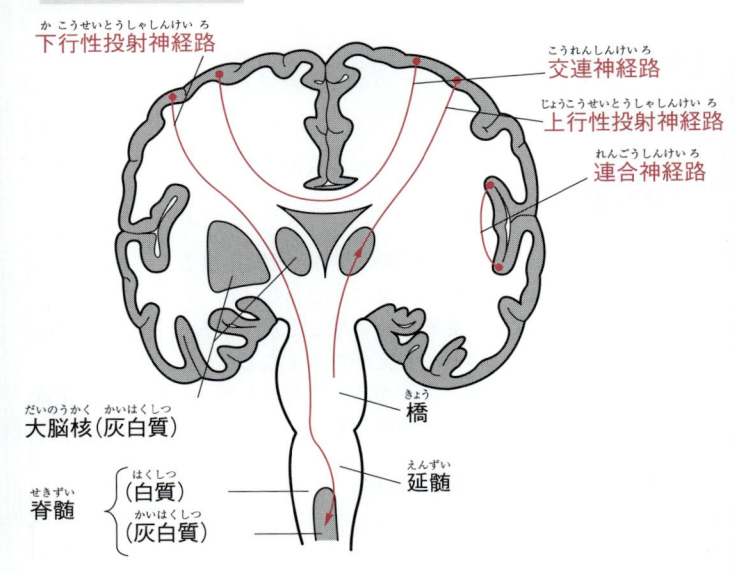

下行性投射神経路
交連神経路
上行性投射神経路
連合神経路
大脳核（灰白質）
橋
脊髄（白質）（灰白質）
延髄

第4章　中枢神経系

13 下行性伝導路―錐体路

1 錐体路走行(皮質核路, 皮質延髄路)

皮質運動野 (中心前回下1/3) → 内包 → 中脳の大脳脚 → 脳幹の脳神経運動核

2 錐体路の経路

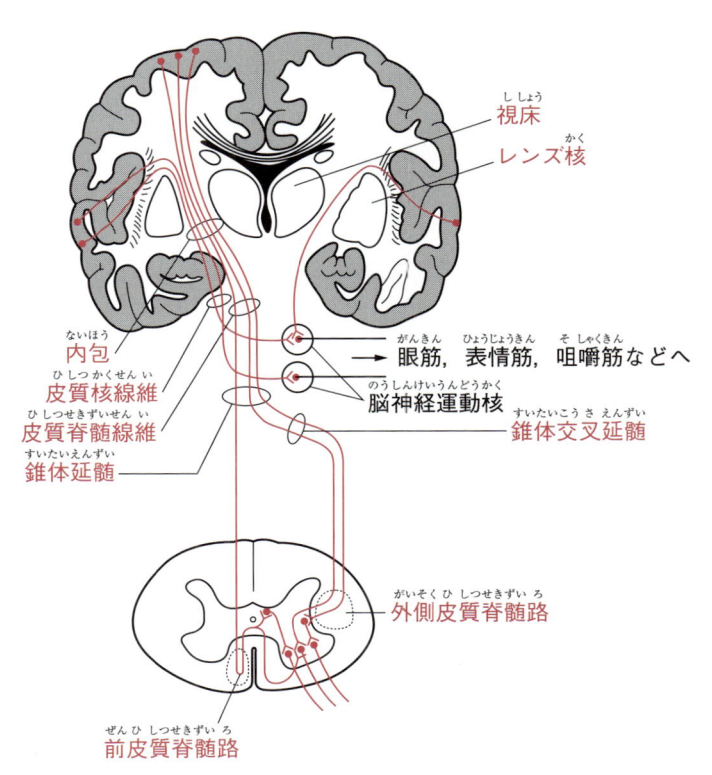

- 視床
- レンズ核
- 内包
- 皮質核線維
- 皮質脊髄線維
- 錐体延髄
- 眼筋, 表情筋, 咀嚼筋などへ
- 脳神経運動核
- 錐体交叉延髄
- 外側皮質脊髄路
- 前皮質脊髄路

3 錐体路の機能

1. 動眼神経核　)
　 滑車神経核　}を支配→眼球運動
　 外転神経核　)
2. 三叉神経核を支配→咀嚼運動
3. 顔面神経核を支配→表情運動
4. 舌下神経核を支配→嚥下運動
5. **皮質脊髄路の機能**…皮質核路以外の全身の骨格筋の運動に関与

SIDE MEMO　錐体路

> 骨格筋の随意運動を支配する神経路．錐体路のうち脊髄まで下行するものを皮質脊髄路といい，脳幹の運動核に終わるものを皮質核路（皮質延髄路）という．

SIDE MEMO　皮質脊髄路の走行

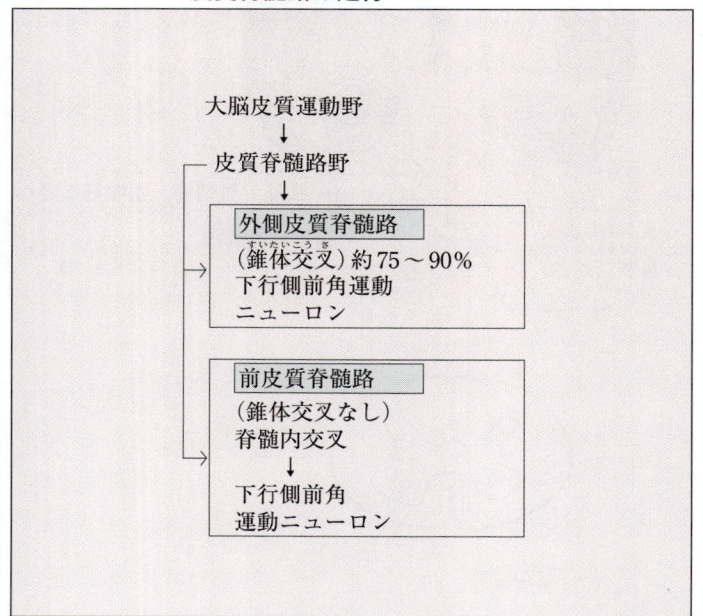

```
大脳皮質運動野
    ↓
皮質脊髄路野
    ↓
┌─────────────────────┐
│ 外側皮質脊髄路       │
│ （錐体交叉）約75〜90% │
│ 下行側前角運動       │
│ ニューロン           │
└─────────────────────┘

┌─────────────────────┐
│ 前皮質脊髄路         │
│ （錐体交叉なし）     │
│ 脊髄内交叉           │
│     ↓               │
│ 下行側前角           │
│ 運動ニューロン       │
└─────────────────────┘
```

第4章　中枢神経系

14 下行性伝導路―錐体外路

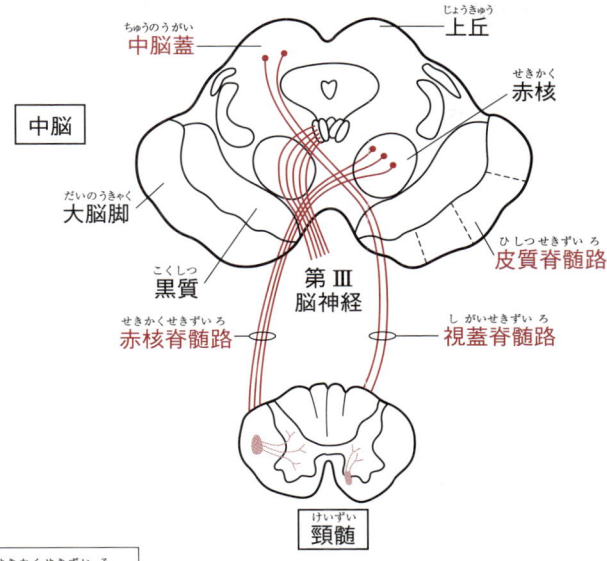

1 赤核脊髄路と視蓋脊髄路

中脳蓋 — 上丘
赤核
中脳
大脳脚
黒質
第Ⅲ脳神経
皮質脊髄路
赤核脊髄路 — 視蓋脊髄路
頸髄

赤核脊髄路

中脳赤核 → 側索下行（同レベルで交叉） → 頸髄運動ニューロン

〈機能〉
下行側の屈筋活動を促進し，伸筋活動を抑制する．

視蓋脊髄路

中脳上丘の視蓋 → 側対の前索下行 → 頸髄介在ニューロン → 頸髄運動ニューロン

〈機能〉
視覚情報により頭部を反射的に調節する．

2 外側前庭脊髄路と内側前庭脊髄路

外側前庭脊髄路

前庭神経外側核
↓
同側前索下行
↓
仙髄までの各レベル

〈機能〉
・伸筋ニューロン直接促通
・屈筋介在ニューロンで抑制

内側前庭脊髄路

前庭神経内側核
↓…(同レベルで交叉)
対側内側縦束下行
↓
胸髄上部までの運動ニューロン

〈機能〉
・促通・抑制両方の調節

3 網様体脊髄路

脳幹網様体
ニューロンの一部の軸索
↓
脊髄前外側下行
↓
仙髄までの各レベルの運動ニューロン

〈機能〉
・屈筋ニューロンに促通刺激
・伸筋ニューロンに介在性抑制

- 錐体外路：骨格筋の運動や緊張，筋群の協調運動などを反射的・不随意的に支配する神経路．
- 赤核脊髄路と視蓋脊髄路：赤核脊髄路と視蓋脊髄路の2つの主要な錐体外路を通って中脳から脊髄へ投射する．

第4章 中枢神経系

大脳半球

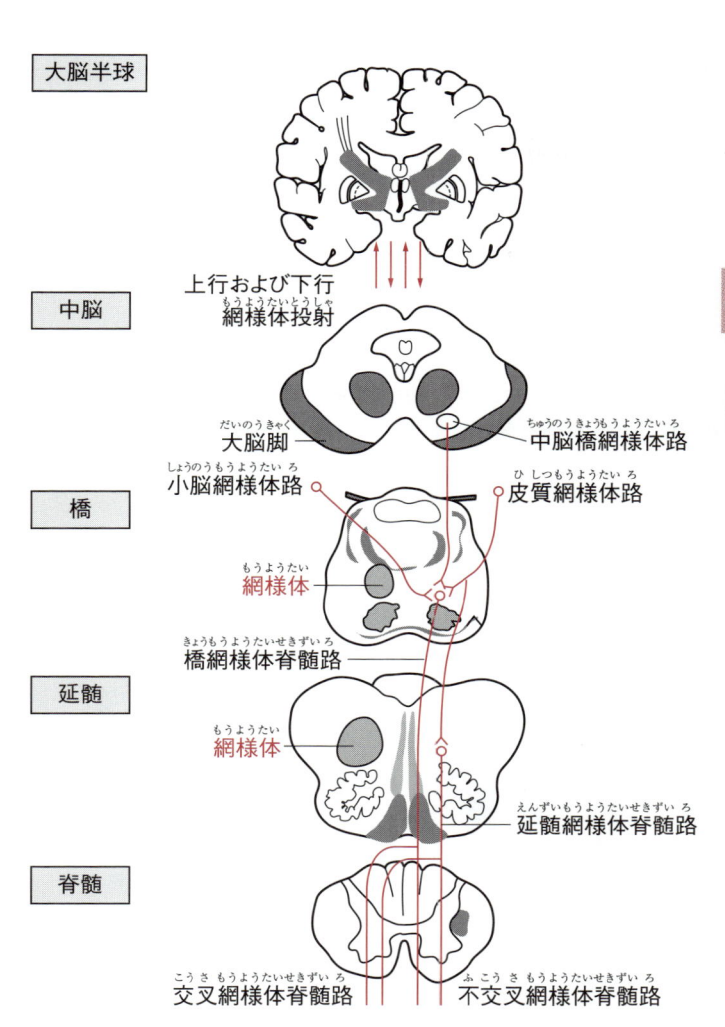

上行および下行網様体投射

中脳

大脳脚 — 中脳橋網様体路

橋

小脳網様体路 — 皮質網様体路

網様体

橋網様体脊髄路

延髄

網様体

延髄網様体脊髄路

脊髄

交叉網様体脊髄路 — 不交叉網様体脊髄路

14 下行性伝導路—錐体外路

15 上行性伝導路

1 上行性伝導路

薄束　　　：身体下半身の判別性感覚の伝達（接触覚・運動覚・振動覚）
楔状束　　：身体上半身の判別性感覚の伝達（接触覚・運動覚・振動覚）
外側脊髄視床路：疼痛と温度覚を伝達
前脊髄視床路：非判別性接触覚, びまん性接触覚を伝達
脊髄視蓋路：疼痛感覚の伝達
脊髄網様体路：臓器の代謝の安定性, 臓器機能の調整
前（腹側）脊髄小脳路：下肢からの無意識の体性感覚を伝達
後（背側）脊髄小脳路：身体中央部から下肢までの無意識の体性感覚を伝達
楔状束小脳路：上肢の無意識の体性感覚を伝達

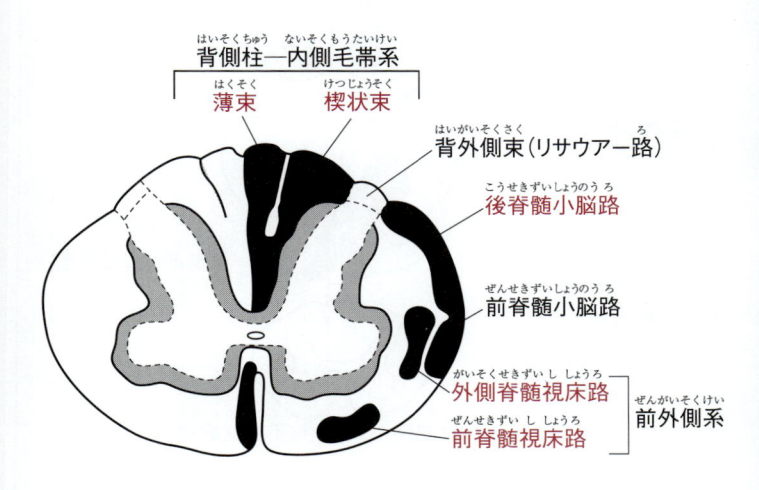

背側柱―内側毛帯系
- 薄束
- 楔状束

背外側束（リサウアー路）
後脊髄小脳路
前脊髄小脳路
外側脊髄視床路
前脊髄視床路
前外側系

上行性伝導路：末梢の感覚器官で受けた刺激を中枢まで伝える経路, 求心性伝導路. 皮膚知覚, 深部知覚, 嗅覚, 視覚, 聴覚, 味覚などの伝導路がある.

第5章
感覚器系
かんかくきけい

1. 感覚 ・・・・・・・・・・・・・・・・・・ 72
2. 皮膚感覚 ・・・・・・・・・・・・・ 74
3. 深部感覚 ・・・・・・・・・・・・・ 76
4. 内臓感覚 ・・・・・・・・・・・・・ 77
5. 嗅覚 ・・・・・・・・・・・・・・・・・・ 78
6. 視覚 ・・・・・・・・・・・・・・・・・・ 79
7. 聴覚・平衡感覚 ・・・・・・ 81
8. 味覚 ・・・・・・・・・・・・・・・・・・ 84

1 感覚

1 感覚の起こり方

刺激→受容器→求心性神経→中枢神経系

2 感覚の順応

順応が速い受容器

触覚受容器, パチニ小体など

順応が遅い受容器

筋紡錘, 冷覚受容器, 痛覚受容器, 頸動脈洞, 肺胞の伸展受容器.

3 感覚の種類

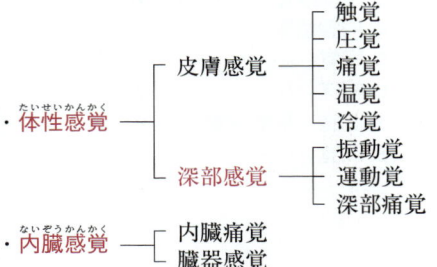

- **体性感覚**
  - 皮膚感覚
    - 触覚
    - 圧覚
    - 痛覚
    - 温覚
    - 冷覚
  - 深部感覚
    - 振動覚
    - 運動覚
    - 深部痛覚
- **内臓感覚**
  - 内臓痛覚
  - 臓器感覚
- **特殊感覚**
  - 視覚
  - 聴覚
  - 平衡覚
  - 味覚
  - 嗅覚

SIDE MEMO 感覚受容器

体内外の環境変化を刺激として、その刺激を受け入れ、神経系に伝える器官.

SIDE MEMO 感覚の順応

持続的に刺激を与えるとしだいに弱く感じるようになること. 順応の程度は感覚器の種類によって異なる.

4 感覚の種類と受容器

	感覚の種類		受容器
特殊感覚	視覚		眼球・副眼器
	聴覚		コルチ器官（ラセン器）—蝸牛
	平衡覚		三半規管（回転） 前庭器（直線）（卵形嚢・球形嚢）
	嗅覚		嗅細胞
	味覚		味蕾
体性感覚	皮膚感覚	触・圧覚	毛根終末 マイスネル小体 メルケル触板 ゴルジマッツォーニ小体 パチニ小体
		温覚	自由神経終末
		冷覚	自由神経終末
		痛覚	自由神経終末
	深部感覚	運動覚	筋紡錘 腱紡錘 関節の受容器
		振動覚	パチニ小体
		深部痛覚	自由神経終末
内臓感覚	臓器感覚	内臓痛 けいれん 収縮感	自由神経終末
	内臓痛覚	食欲 口渇 空腹感 嘔気 尿意 便意	自由神経終末 パチニ小体 圧受容器 化学受容器 浸透圧受容器など

1 感覚

2 皮膚感覚

1 皮膚と感覚受容器

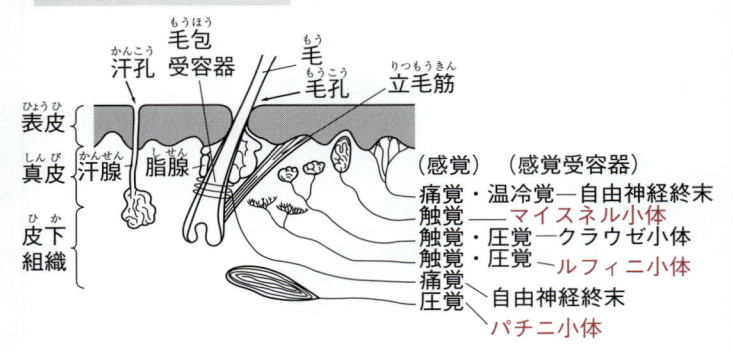

表皮／真皮／皮下組織

汗孔／毛包受容器／毛／毛孔／立毛筋／汗腺／脂腺

（感覚）　（感覚受容器）
- 痛覚・温冷覚 ― 自由神経終末
- 触覚 ― マイスネル小体
- 触覚・圧覚 ― クラウゼ小体
- 触覚・圧覚 ― ルフィニ小体
- 痛覚 ― 自由神経終末
- 圧覚 ― パチニ小体

2 体性感覚の伝導路

触覚・圧覚を伝える伝導路

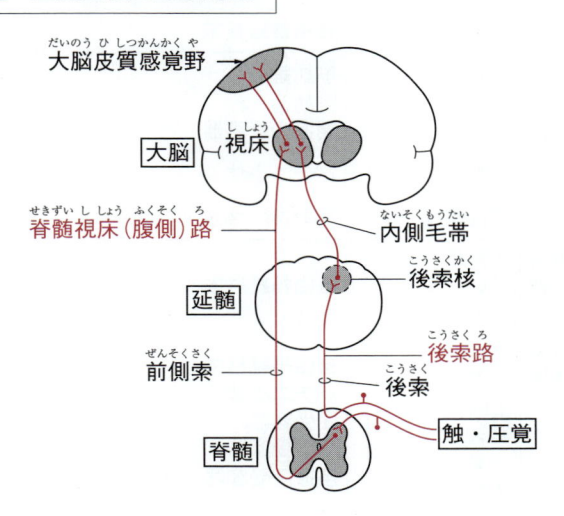

大脳皮質感覚野

大脳／視床

脊髄視床（腹側）路　　内側毛帯

延髄　　後索核

前側索　　後索路／後索

脊髄　　触・圧覚

第5章　感覚器系

痛覚, 温・冷覚を伝える伝導路

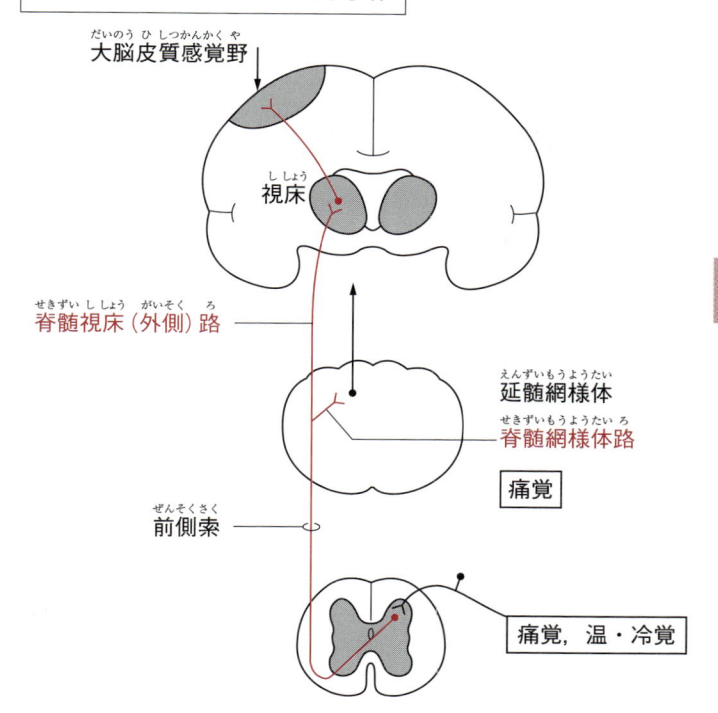

- 大脳皮質感覚野
- 視床
- 脊髄視床（外側）路
- 延髄網様体
- 脊髄網様体路
- 痛覚
- 前側索
- 痛覚, 温・冷覚

SIDE MEMO 皮膚感覚

皮膚とそれに接する粘膜の刺激によって感じる感覚.

SIDE MEMO 感覚点

皮膚表面には感覚を感じる部位が点在しており, 各々, 触圧点, 温点, 冷点, 痛点という.
・皮膚1cm^{2}あたり（平均）
  触圧点：25個
  温点　：0〜3個
  冷点　：10〜25個
  痛点　：100〜200個

3 深部感覚

1 深部感覚と感覚受容器

感覚の種類	感覚受容器
運動感覚：位置覚／運動覚／抵抗感覚／重量感覚	筋紡錘，腱紡錘，ゴルジ腱器官，関節包のルフィニ小体
振動感覚（物体の振動を感じる感覚）	パチニ小体
深部痛覚（深部の痛み）	自由神経終末

2 深部感覚の伝導路

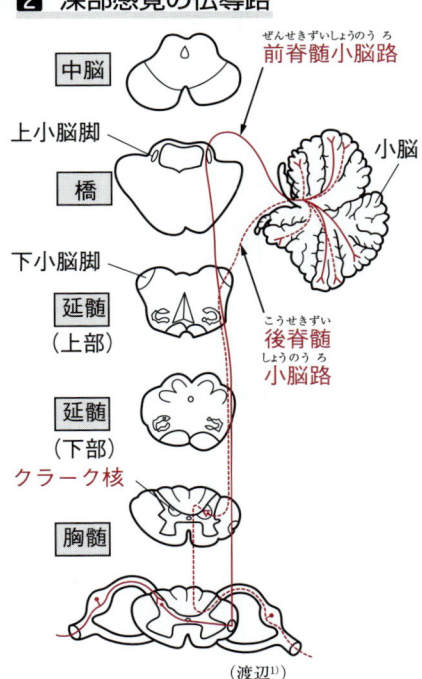

（図：中脳／上小脳脚／橋／下小脳脚／延髄（上部）／延髄（下部）／胸髄，前脊髄小脳路，小脳，後脊髄小脳路，クラーク核）

(渡辺[1])

- ブラウン・セカール症候群：脊髄半側損傷によって生じる症候群のこと．損傷側では病変以下の痙性麻痺，振動覚・位置覚の障害，病変レベルに一致する根性知覚脱失帯と支配筋の筋力低下，ときに病変レベルの真上に知覚過敏帯を認め，対側には病変以下に温・痛覚の障害を呈す．
- 前脊髄小脳路と後脊髄小脳路：下半身の深部知覚を小脳に伝える伝導路．
- 楔状束小脳路：上半身からの深部知覚を小脳に伝える伝導路．

4 内臓感覚

1 内臓感覚 (内臓に分布する感覚受容器からの神経情報によって起こる感覚)

内臓感覚
- 臓器感覚
  食欲, 口渇, 空腹感, 吐気, 性欲, 尿意, 便意
- 内臓痛覚

2 関連痛の起こる領域

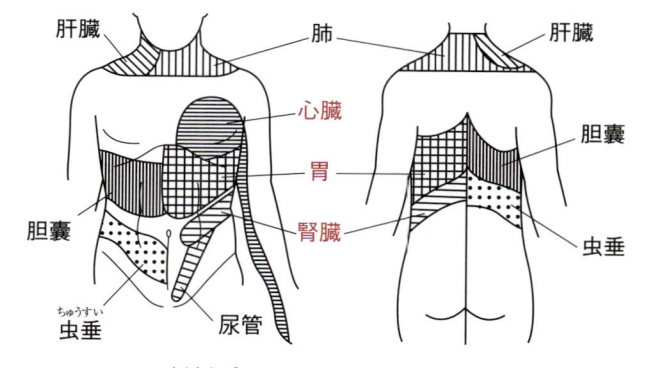

肝臓　肺　肝臓
心臓　胆嚢
胃
胆嚢　腎臓　虫垂
虫垂　尿管

SIDE MEMO　関連痛

内臓の異常に対し、その内臓の求心性神経と脊髄の同一分節の皮膚に感覚過敏のない痛みを感じること。
例えば、狭心症のとき左胸や左手に感じる痛みなど。

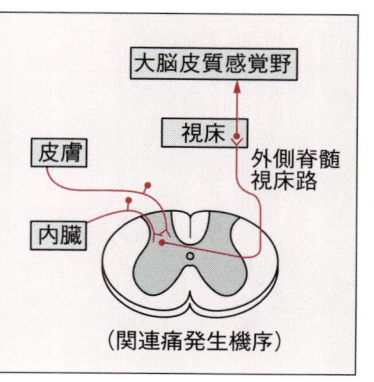

大脳皮質感覚野
視床
外側脊髄視床路
皮膚
内臓

（関連痛発生機序）

5 嗅覚

1 嗅覚受容器の構造

嗅覚情報は鼻腔上部の嗅上皮のなかにある嗅細胞の先端部の嗅毛に嗅物質が吸着することによって起こる.

鼻腔の構造

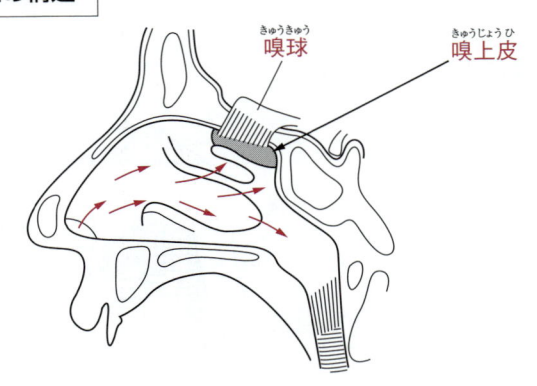

嗅球
嗅上皮

鼻腔上部の粘膜上皮組織

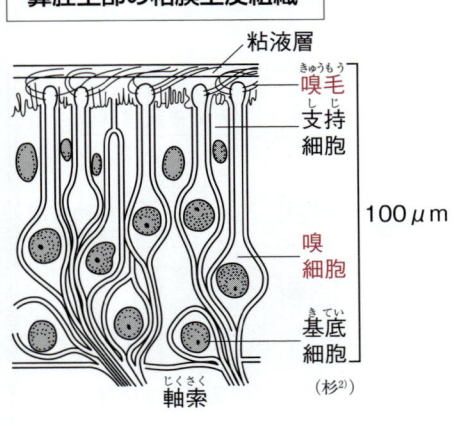

粘液層
嗅毛
支持細胞
嗅細胞
基底細胞
軸索
100μm
(杉2))

嗅覚の起こり方

嗅情報
↓
鼻の粘膜の嗅細胞
↓
嗅神経
↓
嗅覚中枢(側頭葉)
↓
嗅覚

嗅覚中枢
・前頭葉下面：嗅球, 嗅索, 嗅三角など
・側頭葉内面：海馬傍回前方

6 視覚

1 眼の構造と機能

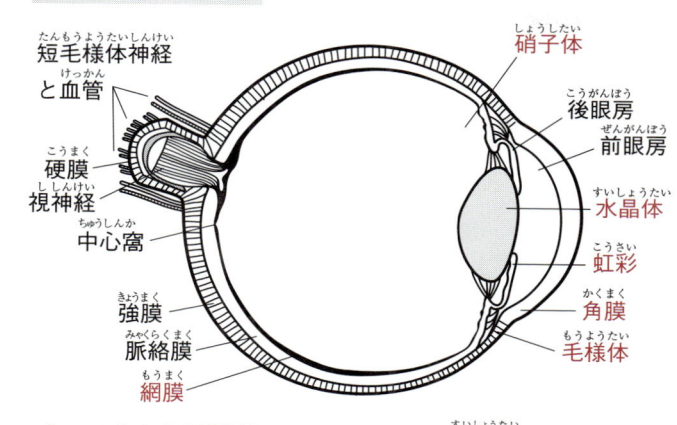

図中ラベル：
- 短毛様体神経と血管
- 硬膜
- 視神経
- 中心窩
- 強膜
- 脈絡膜
- 網膜
- 硝子体
- 後眼房
- 前眼房
- 水晶体
- 虹彩
- 角膜
- 毛様体

- 入ってくる光を屈折させる ── 水晶体
- 入ってくる光の量を調節する ── 虹彩
- 焦点を合わせた物体の像が結ばれる
  波長の違う光線を受容する ── 網膜
  視細胞が大量に存在する

2 網膜の構造と機能

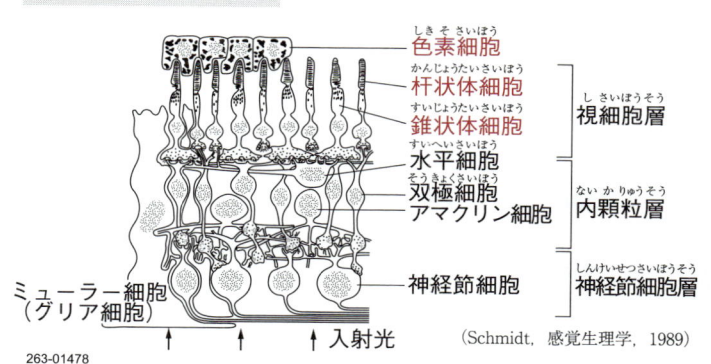

図中ラベル：
- 色素細胞
- 杆状体細胞
- 錐状体細胞
- 水平細胞
- 双極細胞
- アマクリン細胞
- ミューラー細胞（グリア細胞）
- 神経節細胞
- 視細胞層
- 内顆粒層
- 神経節細胞層
- 入射光

(Schmidt, 感覚生理学, 1989)

- 錐状体細胞：明るいところで働き，色を感じる
  網膜の中心部に集まっている．
- 杆状体細胞：うす暗いところで明暗のみを感じる
  網膜周辺部に多い．

3 視覚伝導路

網膜各部に存在する視細胞が興奮し，視神経からのインパルスが視床の外側膝状体のニューロンに中継され，大脳皮質の視覚野に送られ，視覚が成り立つ．

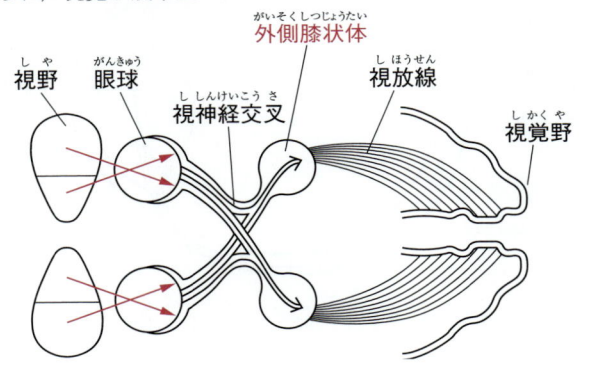

視野　眼球　視神経交叉　外側膝状体　視放線　視覚野

4 近視と遠視

近視：近くのものには焦点が合うが，遠くのものには焦点が合わせられない．
凹レンズで矯正する．
遠視：遠くのものには焦点が合うが，近くのものには焦点が合わせられない．
凸レンズで矯正する．

SIDE MEMO 眼球を動かす筋

①内側・外側直筋：各々眼球を内側と外側に動かす．
②上・下直筋：各々眼球を上下に動かす．
③上・下斜筋：眼球を回転させる．

7 聴覚・平衡感覚

1 聴覚器の構造

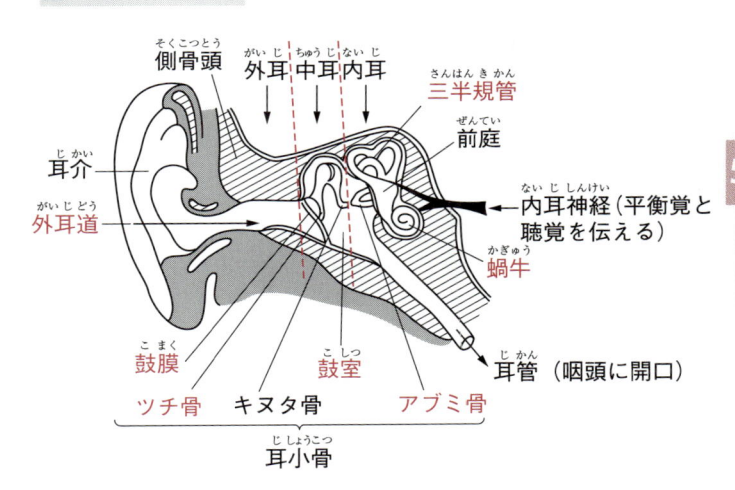

（図：耳の構造）
側骨頭、外耳、中耳、内耳、三半規管、前庭、耳介、内耳神経（平衡覚と聴覚を伝える）、外耳道、蝸牛、鼓膜、鼓室、耳管（咽頭に開口）、ツチ骨、キヌタ骨、アブミ骨、耳小骨

2 聴覚器での音の伝導

- 音は鼓膜を振動させた後，ツチ骨→キヌタ骨→アブミ骨に伝達され，卵円窓（または前庭窓）を経て外リンパ液の振動となる．
- 内耳（蝸牛）はカタツムリ状の骨迷路をなして骨内に埋まっているので，振動は正円窓（蝸牛窓）から逃される．
- 外リンパの振動が内リンパに伝わり，蝸牛管にあるコルチ器（ラセン器）を振動させる．また，コルチ器（ラセン器）に存在する有毛細胞に感受され神経インパルスに変化させる．

SIDE MEMO 内耳

内耳：骨迷路と膜迷路からなり，聴覚・平衡感覚器の主要部である．
骨迷路：外リンパ液で満たされ，膜迷路の中に内リンパが入っている．

3 聴覚伝導路

感覚受容器である有毛細胞の興奮は以下の図のようにいくつかの中継核を経由して蝸牛神経に達し，その後大脳皮質の聴覚野に達する．

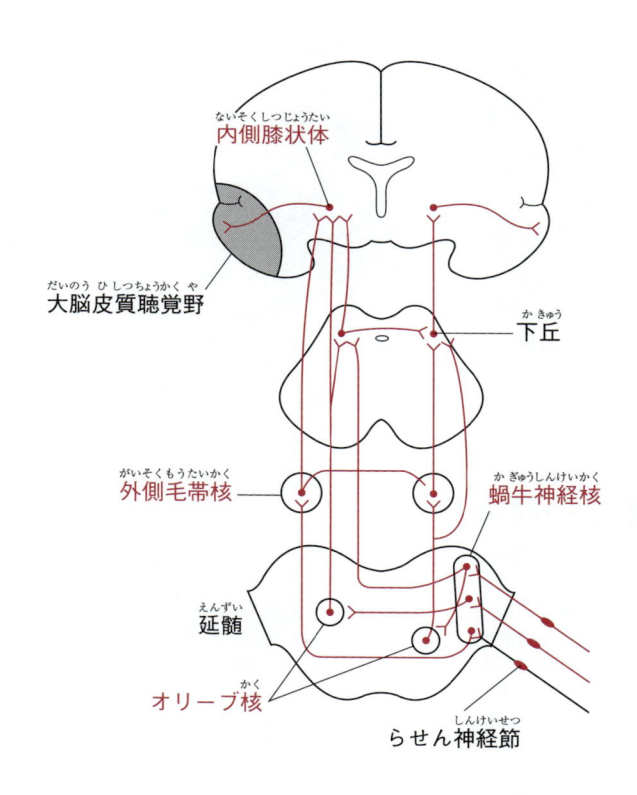

- 内側膝状体
- 大脳皮質聴覚野
- 下丘
- 外側毛帯核
- 蝸牛神経核
- 延髄
- オリーブ核
- らせん神経節

4 平衡感覚器の構造

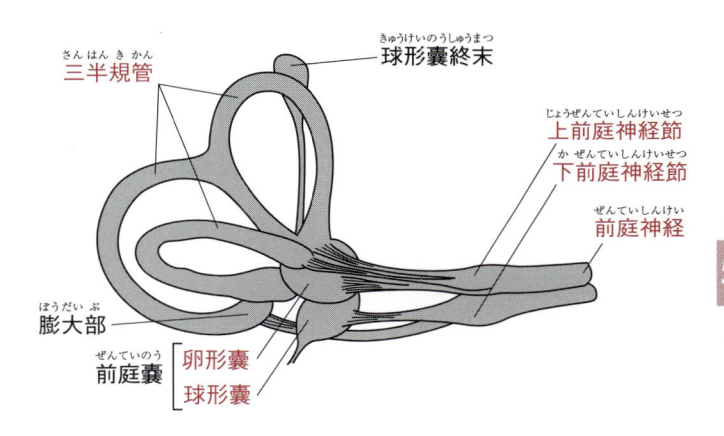

図中ラベル:
- 三半規管
- 球形嚢終末
- 上前庭神経節
- 下前庭神経節
- 前庭神経
- 膨大部
- 前庭嚢（卵形嚢／球形嚢）

5 平衡感覚

- 刺激…加速度
  （重力の変化，直線運動・回転運動の速度の変化）
- 感覚受容器…三半規管・前庭器官内部の有毛細胞
- 平衡感覚伝導路
  前庭神経から前庭神経核を経た後，複雑な姿勢・運動制御を行えるように前庭神経核から種々の出力がなされる．

SIDE MEMO　音の高さと強さ

①音の高さ
　音の高さは周波数で決定される．周波数が高い方が高い音として聴こえる．

②音の強さ
　音の強さを表す単位にはdB（デシベル）やphon（ホーン）が用いられる．音の強さは音の振動の大きさ（音圧）に関係している．
- dB（デシベル）
  …基準音の強さとの比として表される．
- phon（ホーン）
  …日本独自の騒音レベルの単位．主観的音量レベル．

8 味覚

1 味覚器

味覚は主に舌にある味蕾のなかの味細胞が刺激されることで生じる.

2 味覚器の脳神経支配

- 舌の前方2/3 …顔面神経
- 舌の後方1/3 …舌咽神経
- 咽頭, 喉頭蓋 …迷走神経

3 味覚伝導路

迷走神経
舌咽神経 → 孤束核 → 延髄の内側毛帯
顔面神経

→ 後内腹側核（視床）→ 大脳皮質味覚野

SIDE MEMO 味覚の部位

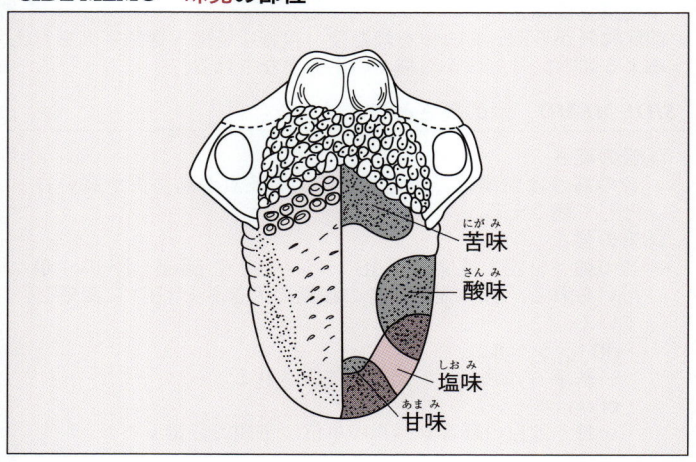

苦味
酸味
塩味
甘味

第5章 感覚器系

第6章
循環器系

1. 心臓の構造 …………………… 86
2. 心臓の興奮（刺激）伝導系 …… 87
3. 心臓の神経支配 ……………… 89
4. 心電図 ………………………… 91
5. 心音 …………………………… 93
6. 血管の構造と機能 …………… 95
7. 血液の循環 …………………… 97
8. 血圧 …………………………… 99
9. 水分代謝 ……………………… 100
10. 血液の働き ………………… 103
11. 血液細胞とその機能 ……… 104

1 心臓の構造

1 心臓の構造

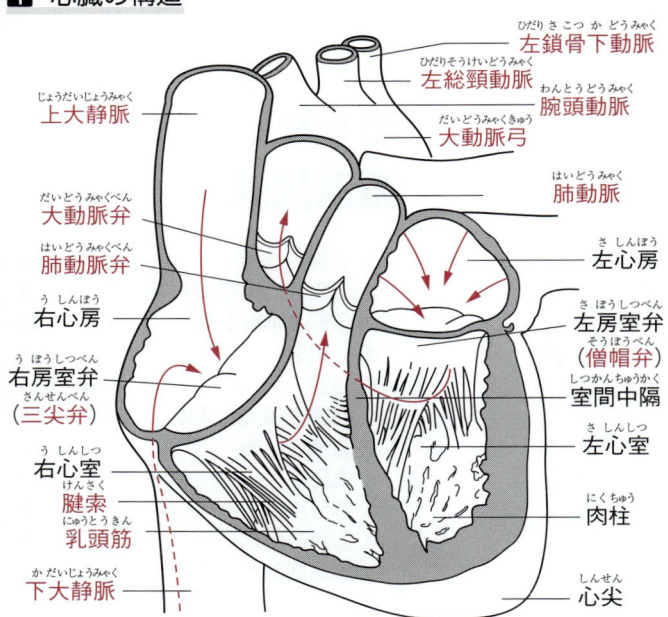

図中ラベル:
- 上大静脈
- 左鎖骨下動脈
- 左総頸動脈
- 腕頭動脈
- 大動脈弓
- 肺動脈
- 大動脈弁
- 肺動脈弁
- 左心房
- 右心房
- 左房室弁（僧帽弁）
- 右房室弁（三尖弁）
- 室間中隔
- 右心室
- 左心室
- 腱索
- 乳頭筋
- 肉柱
- 下大静脈
- 心尖

SIDE MEMO 心臓の位置

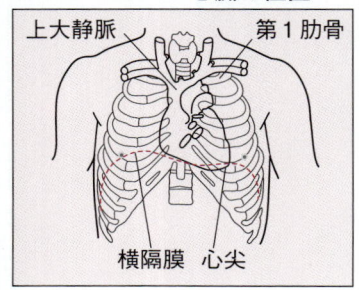

図中ラベル: 上大静脈, 第1肋骨, 横隔膜, 心尖

心臓壁の構造：心臓壁は心内膜，心筋層，心外膜の3層からなる．
① 心内膜…心臓の内面を覆う．
② 心筋層…心筋の厚い壁．
③ 心外膜…漿膜性心膜臓側板のこと．

また，さらに心臓は心膜（漿膜性心膜壁側板と線維性心膜が合したもの）で包まれている．

2　心臓の興奮（刺激）伝導系

1 心臓の興奮（刺激）伝導系

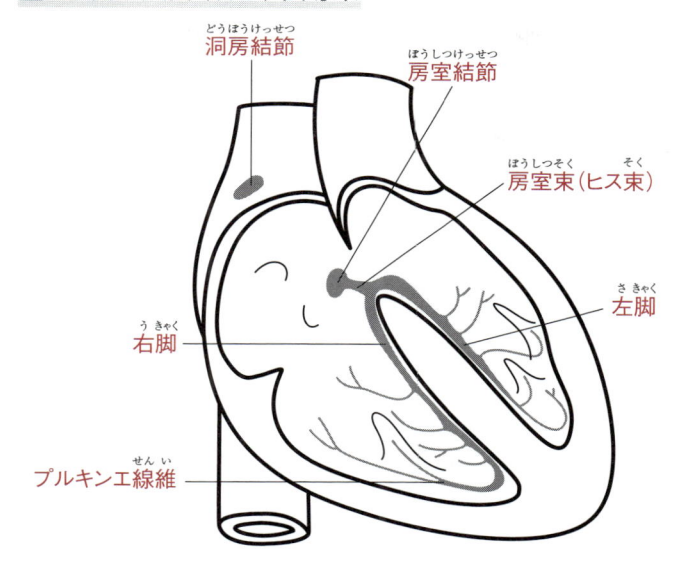

（図：心臓の興奮伝導系）
- 洞房結節
- 房室結節
- 房室束（ヒス束）
- 左脚
- 右脚
- プルキンエ線維

SIDE MEMO　興奮（刺激）伝導系

心臓は洞房結節の自律性リズムによって，収縮と拡張を交互に規則正しく繰り返す．これは心臓壁にある特殊な筋線維の働きによるものである．これを興奮（刺激）伝導系という．
- 洞房結節：右心房の上大静脈開口部前縁に位置する（キース・フラック結節ともいう）70回/分のペースで興奮を発生するペースメーカーである．
- 房室結節：心房中隔の右側冠状静脈洞開口上縁部に位置する．
- ヒス束：房室結節から心室隔までをいう（房室束ともいう）．
- 右脚，左脚：左右の心室中隔の内側を下行する．

2 心臓の興奮の順序

心房の興奮

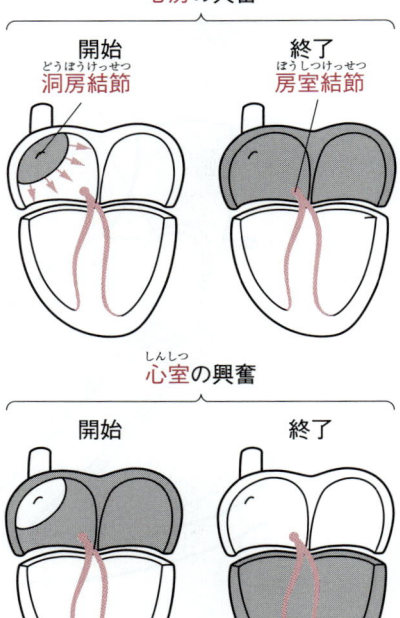

開始 — 洞房結節
終了 — 房室結節

心室の興奮

開始
終了

(Rushmer)

SIDE MEMO 心筋の特徴

→第2章「4. 筋線維の特徴」(p15)を参照.

SIDE MEMO 心臓の自動性

心臓は神経が切断されても, 自動的に興奮し, 拍動を続ける. これは心臓自身に興奮・収縮する能力・自動性が備わっているためである. この自動性は心筋すべてにあるのではなく, 特殊心筋にのみみられる.

3 心臓の神経支配

1 心臓の神経支配

心臓神経：促進は交感神経，抑制は副交感（迷走）神経である．中枢は延髄である．

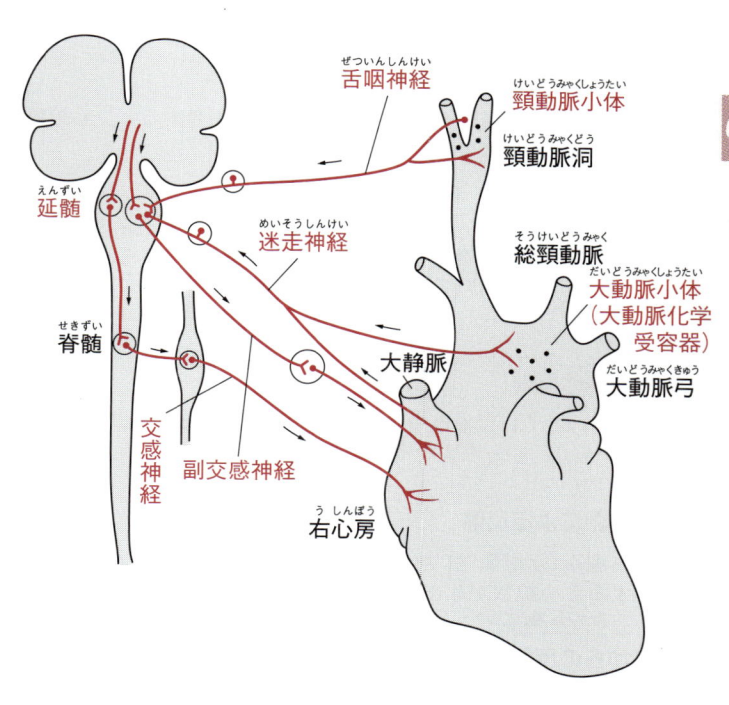

図中ラベル：
- 舌咽神経
- 頸動脈小体
- 頸動脈洞
- 延髄
- 迷走神経
- 総頸動脈
- 大動脈小体（大動脈化学受容器）
- 脊髄
- 大静脈
- 大動脈弓
- 交感神経
- 副交感神経
- 右心房

(佐藤[1])

心臓反射：心臓神経の中枢（延髄）は求心性刺激によって身体の状況を感知すると，それに適応できるように心臓神経を介して，心臓を調節している．これを心臓反射という．

心拍数を増減させる刺激
- 心拍数を増加させる刺激（心臓促進）
  動脈血圧下降，カテコールアミン，静脈還流量増加，筋運動，吸息，サイロキシン，精神興奮・怒・羞恥，体温上昇（発熱），激しい痛覚，皮膚痛覚，CO_2増加・O_2欠乏（二次的），交感神経活動亢進
- 心拍数を減少させる刺激（心臓抑制）
  動脈血圧上昇，迷走神経活動亢進，吸息，アセチルコリン，恐怖・悲・冷覚，安静（睡眠中），三叉神経領域の痛覚，脳内圧上昇，内臓痛覚

2 心臓反射

ベインブリッジ反射

- 心房への血液流入量の増大などで右心房圧が上昇すると，心拍数が増える現象．これをベインブリッジ反射という．

大動脈弓神経反射，頸動脈洞神経反射

- 大動脈弓や頸動脈洞（内頸動脈と外頸動脈とに分かれる部位）には血圧を感知する特殊な装置（圧受容器）があり，血圧が上昇すると，圧受容器が働いて反射的に心拍数を減少させるとともに呼吸も抑制される．これを大動脈神経反射，頸動脈洞神経反射という．

頸動脈小体反射

- 頸動脈洞の近くには血液中の炭酸ガス濃度に敏感な装置（化学受容器）があり，CO_2濃度が増すと心拍数の増加が起こる．これを頸動脈小体反射という．

感覚刺激による反射

- 激しい痛み（皮膚痛覚）を加えると心拍数が増す．また，眼球を圧迫すると心拍数が緩やかになり，血圧が低下する．これをアシュネルの反射という．

呼吸からの反射

- 吸息のとき心拍動は速くなり，呼息に移ると遅くなる．このように，呼吸によって心拍数が変動することを呼吸性不整脈という．これは，呼吸中枢─心臓中枢─心臓神経を介しての反射である．
  スターリングの法則：心臓の収縮力は心室に入る血液の充満度に依存する．

4 心電図

1 心電図の波形

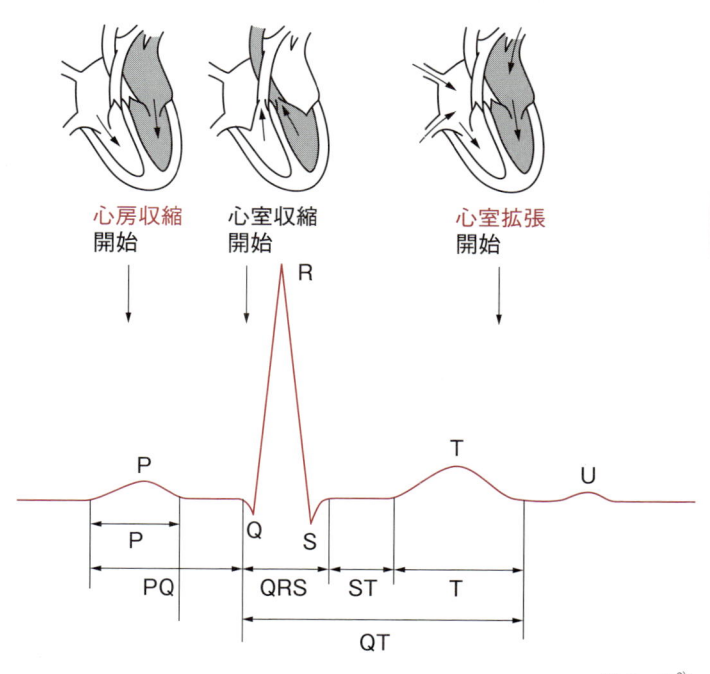

心房収縮開始 / 心室収縮開始 / 心室拡張開始

（貴邑・他[2]）

- P波：心房筋が興奮するときに発生する波．心房の脱分極を表す．
- QRS波：心室筋が興奮するときに発生する波．心室の脱分極を表す．
- T波：興奮した心室筋が回復していくときに発生する波．心室の再分極を表す．
- PQ間隔：房室間の興奮の伝導時間を表す．
- ST間隔：心室筋が一様に興奮している時間．脱分極の完了と再分極の始まりを表す．

SIDE MEMO　心電図

> 心臓の興奮により発生する心筋の活動電位を記録した曲線を心電図という．

SIDE MEMO　心電図の波形

> 標準肢誘導法では1回の拍動にP波，QRS波，T波の3つの波が記録される．

SIDE MEMO　心電図の導出法

> ①標準双極肢誘導法
> 　右手，左手，左足のいずれか2つを組み合せて誘導点とし，2点間の電位差を記録する方法．
> 　　Ⅰ　左手—右手
> 　　Ⅱ　左足—右手
> 　　Ⅲ　左足—左手
>
> ②単極肢誘導法
> 　右手，左手または足の電極とGoldberger電極（またはWilsonの中心電極）の間で記録する誘導法．
> 　Goldberger電極とはWilson電極から測定肢の電極をはずした中心電極をいう．

5 心音

1 心音の聴取部位

- 心周期の1周期ごとに通常2つの音を聴取できる.
  第1音：心室収縮の初期に房室弁の閉鎖によって生じる音．その
  　　　特徴は低く，柔らかく，長い．
  第2音：心室拡張の初期に主に大動脈弁や肺動脈弁の閉鎖によっ
  　　　て生じる音．その特徴は高く，鋭く，短い．

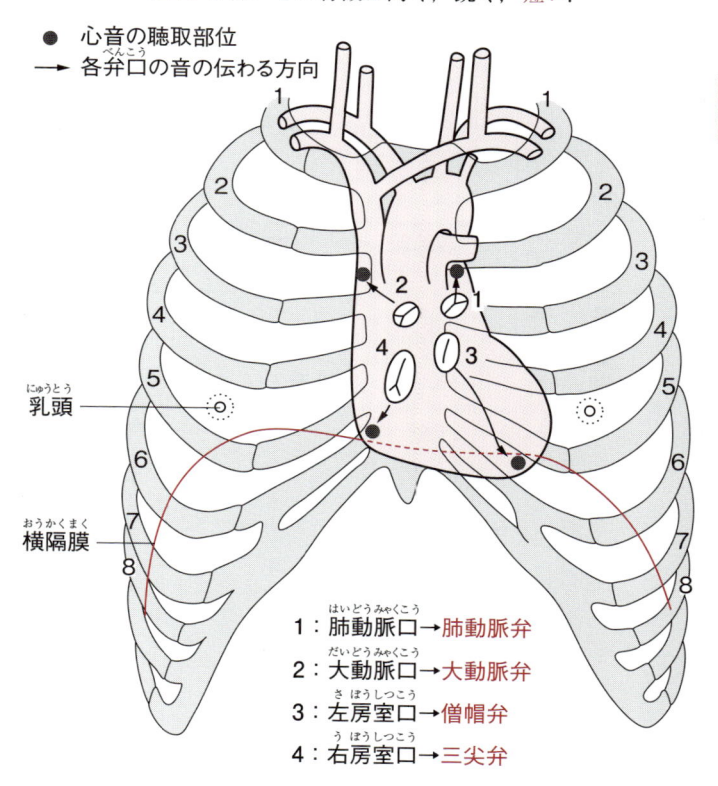

- ● 心音の聴取部位
- → 各弁口の音の伝わる方向

乳頭

横隔膜

1：肺動脈口→肺動脈弁
2：大動脈口→大動脈弁
3：左房室口→僧帽弁
4：右房室口→三尖弁

(堺，河野[3])

循環器系

SIDE MEMO 各心周期における圧，容積，心音

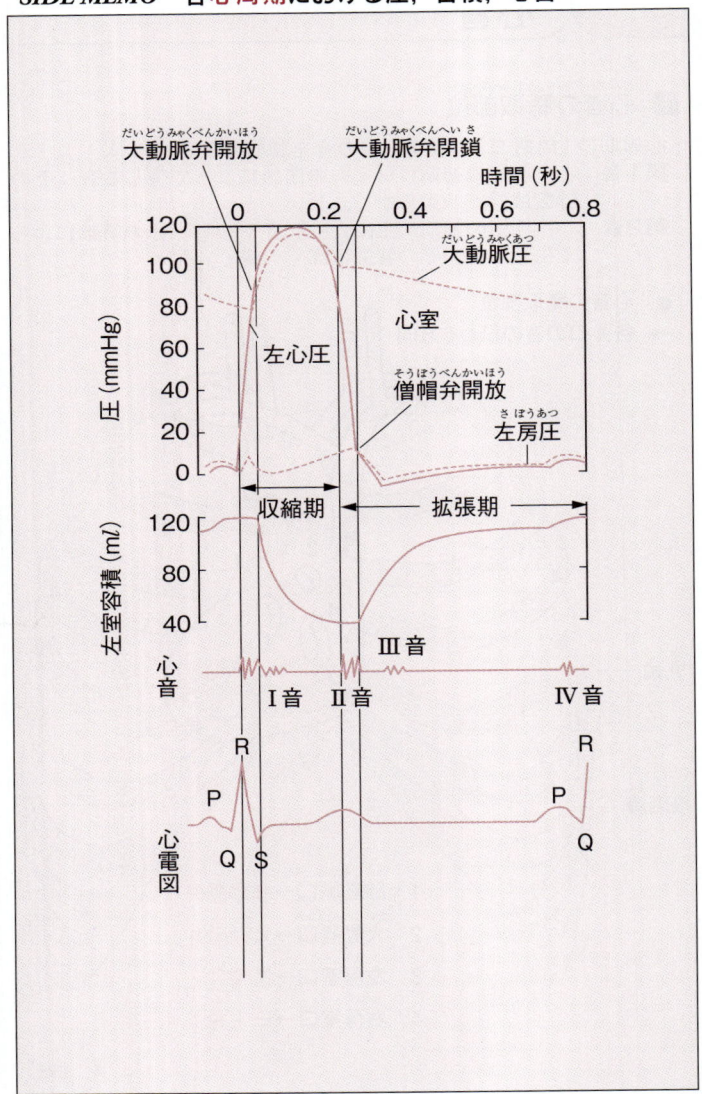

大動脈弁開放
大動脈弁閉鎖
時間（秒）

大動脈圧
心室
左心圧
僧帽弁開放
左房圧

収縮期　拡張期

圧 (mmHg)
左室容積 (ml)

心音　Ⅲ音
Ⅰ音　Ⅱ音　Ⅳ音

心電図　P Q R S　P Q R

第6章　循環器系

6 血管の構造と機能

1 血管の構造と機能

血管	大きさ	機能
大動脈	内径　25 mm 壁厚　　2 mm 内皮細胞 弾性組織 平滑筋 線維組織	弾性血管 ・拍動的な血流を連続的な血流に変える
細動脈	内径　35 μm 壁厚　30 μm 内皮細胞 弾性組織 平滑筋 線維組織	抵抗血管 ・血管抵抗を変える ・血流量の調節 ・血圧の調節
毛細血管	内径　　8 μm 壁厚　　1 μm 内皮細胞 弾性組織 平滑筋 線維組織	交換血管 ・物質交換 ・ガス交換
大静脈	内径　30 mm 壁厚　1.5 mm 内皮細胞 弾性組織 平滑筋 線維組織	容量血管 ・貯血作用 ・静脈弁の逆流作用

(Burton, 1954)

循環器系

2 心臓と大動脈

心臓の収縮期

- 心室の収縮→心臓内圧の上昇→大動脈弁の開放→血液が力強く大動脈に拍出→大動脈壁の拡張（駆出された血液に適応して）→大動脈壁はエネルギーの貯蔵所（大動脈壁は心臓の収縮から収縮エネルギーを貯える）．

心臓の拡張期

- 心室の拡張→心臓内圧の低下→大動脈弁の閉鎖→大動脈は心臓の補助ポンプとして働き，大動脈壁は心臓が弛緩しているときには前もって心臓の収縮から貯えられたエネルギーを使い，血液を前方へ送る．

SIDE MEMO 脈拍

心臓の収縮期に血液が心臓から拍出されるとき，大動脈から伸展と圧の増加が始まり，全動脈系に沿って，波（脈波）となって伝わる．
特に体表近くに走る比較的太い動脈で触れる．これを脈拍という．
〈平均脈拍数〉
　成人男子70〜80回/分，
　学童80〜90回/分，
　新生児120回/分．

7 血液の循環

1 大循環と小循環

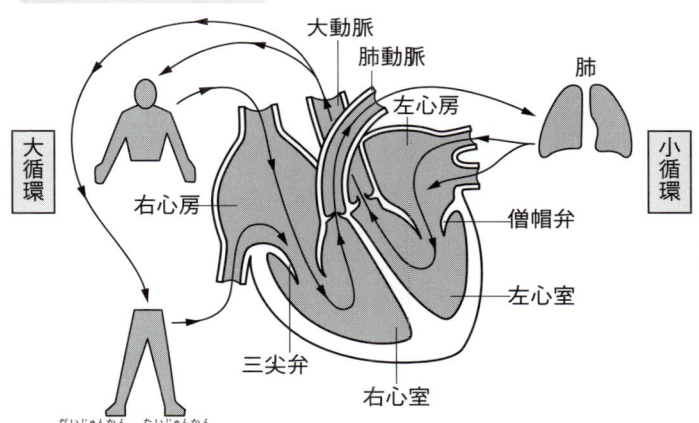

- **大循環（体循環）**
  ：左心室→動脈→毛細血管→静脈→右心房
- **小循環（肺循環）**
  ：右心室→肺動脈→肺毛細血管→肺静脈→左心房
- 小循環の平均血圧：大循環の1/5程度
- 小循環血流抵抗：大循環の1/10程度
- **血液循環**：血液は体内を巡り，O_2 や栄養素を運び入れ，CO_2 や老廃物を運び出している．この原動力となっているのは心臓のポンプ作用であり，その血液を受けている血管などである．血液の循環は大循環と小循環があり，小循環は心臓と肺の間（肺循環）を，大循環は心臓と全身の間（体循環）を循環する．
- **心拍出量**：
  - 心拍出量＝1回拍出量×心拍数
  - 成人の安静時の心拍数＝約70回/分
  - 成人の安静時1回拍出量＝約70ml/回
  - 成人の安静時の心拍出量＝約5l/分
    70ml/分 × 70回 ＝ 4,900ml ≒ 5l/分
- 全身循環時間：平均50秒
- **心係数**（Cardiac Index）＝心拍出量/体表面積

2 静脈還流因子

1. **重力**
   頭部および頸部から

2. **呼吸性ポンプ**
   a. 胸腔内圧は大気より常に低い. この陰圧（呼吸運動によって変動する）は血液を上方へ吸引するように引っ張る力を発生する

   b. 吸気時に横隔膜が下がると腹腔内圧が上昇して, 腹部静脈内の血液を上方に押し上げる力を生じる

3. **筋肉性ポンプ**
   骨格筋の収縮は静脈に圧を加え血液を上方へ動かすように働く

4. **心臓性ポンプ**
   心臓の収縮によって蓄えられた残りの力により静脈血を心臓の方へ押しやるのに助けとなる

5. **弁膜の働き**
   一度血管内の血液が上方に移ると, 大静脈にある一方向性弁が逆流を防ぐ

(Ann B. McNaught, et al.[4])

SIDE MEMO　静脈還流因子

心臓から静脈に達すると, 心臓の収縮により血液に伝えられた力は使い果たされている. したがって心臓ポンプ作用以外に種々の因子からなる静脈ポンプ作用に助けられて静脈還流が成り立っている.

8 血圧

1 血圧（心臓から拍出された血液の流れによって血管内に一定の圧ができる）

- 最高血圧：収縮期の血圧で，成人で約110〜120mmHgである．
- 最低血圧：拡張期の血圧で，成人で約70〜80mmHgである．
- 脈圧： 最高血圧 − 最低血圧 = 約40mmHg．
- 平均血圧： 最低血圧 + 1/3脈圧 = 約93mmHg．

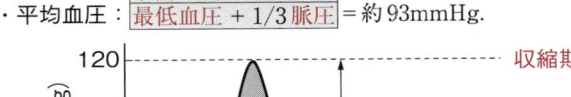

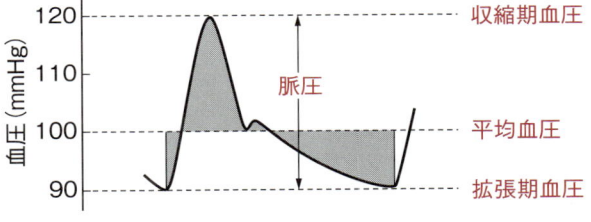

2 血圧の決定因子

1. 心臓からの拍出量，2. 血管壁の弾力性，3. 末梢血管の抵抗，
4. 循環血液量，5. 血液の粘度

3 血圧の異常

- 高血圧症：最高血圧が絶えず140mmHgを越えている場合，あるいは最低血圧が90mmHgを下らない場合をいう．
- 低血圧症：最高血圧が100mmHgを越えない場合をいう．
- 各部位の血圧

  心臓の収縮期の最後に左心室から血液が出ていくとき，圧力は最高になる．右心房に血液が流れ込むとき，圧力は最低となる．

  ※心臓の収縮によって血液に与えられるエネルギーの大部分は血液が循環系の静脈側に達するまでに使い果たされる．

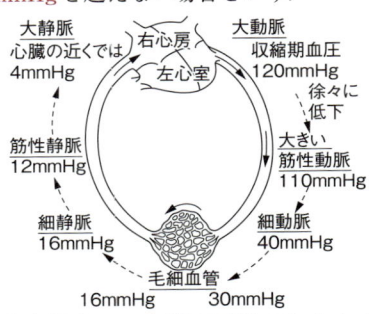

  大静脈 心臓の近くでは 4mmHg
  右心房／左心室
  大動脈 収縮期血圧 120mmHg
  徐々に低下
  筋性静脈 12mmHg
  大きい 筋性動脈 110mmHg
  細静脈 16mmHg
  細動脈 40mmHg
  毛細血管 16mmHg / 30mmHg

- コロトコフ音：聴診法で聴く血管音で，血管が圧迫されたために生じる音．

9 水分代謝

1 体液区分

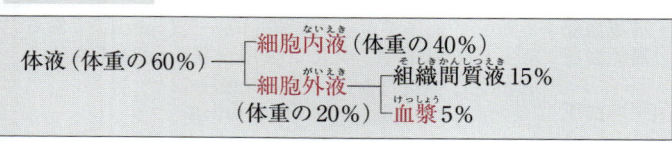

体液（体重の60%）
- 細胞内液（体重の40%）
- 細胞外液（体重の20%）
  - 組織間質液 15%
  - 血漿 5%

2 体液の組成

体液

- 生体中の水分を体液という．その量は成人で体重の約60%を占める．体液は電解質など各種の物質を含み，一定の浸透圧をもつ．
  a. 細胞外液：細胞の外に存在する成分．
     陽イオン：Na^+イオンが大半を占める．
     陰イオン：Cl^-イオンが大半を占める．
  b. 細胞内液：細胞の中に存在する成分．
     陽イオン：K^+イオンが大半を占める．
     陰イオン：リン酸イオン，蛋白質が主体．

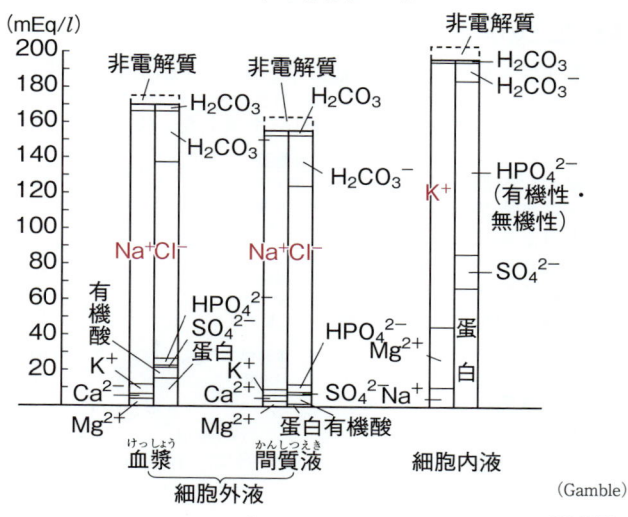

(Gamble)

第6章 循環器系

電解質の体内での働き

- **体液量**の調節:水のバランスが負になる(脱水)と体液は濃縮され,浸透圧は上昇する.
- 体液浸透圧の調節:血漿浸透圧が高くなると,口渇による飲水や**抗利尿ホルモン(バゾプレッシン)**の分泌による腎からの濃縮尿の排泄が生じる.
- 酸・塩基平衡:体液が酸性またはアルカリ性に傾きすぎないようにpH 7.4付近に一定に保つ.

SIDE MEMO 体液の体重比

	新生児	成人	老人
細胞外液量	40	20	20
細胞内液量	40	40	30
全体液量	80	60	50

SIDE MEMO 水分平衡

水の摂取量が大きく変化しても体液の全量は合理的に無理なく一定に保たれている.この平衡は水分摂取と水分排出の間で調節されている.

SIDE MEMO 体液中の電解質

陽イオン:
  ナトリウムイオン　　　　　　　　　　　　　(Na^+)
  カリウムイオン　　　　　　　　　　　　　　(K^+)
  カルシウムイオン　　　　　　　　　　　　　(Ca^{2+})
  マグネシウムイオン　　　　　　　　　　　　(Mg^{2+})
陰イオン:
  塩素イオン　　　　　　　　　　　　　　　　(Cl^-)
  炭酸水素イオン　　　　　　　　　　　　　　(HCO_3^-)
  リン酸イオン　　　　　　　　　　　　　　　(HPO_4^{2-})
  硫酸イオン　　　　　　　　　　　　　　　　(SO_4^{2-})
  有機酸イオン　　　　　　　　　　　　(乳酸基・尿酸基)
  蛋白イオン

- 電解質　:溶液中で(+)または(-)に荷電して,電気的性質をもつもの.
- 非電解質:溶液中でもイオン化しないもの.

3 酸・塩基平衡を司る機構

- **血液の緩衝作用**
  代謝産物として産生された酸に対して血漿の重炭酸，蛋白，赤血球のヘモグロビンは塩基として作用する．

- **呼吸性調節**
  呼吸は体液中炭酸ガス貯留量を調節する．重炭酸の緩衝塩基としての作用は呼吸による炭酸ガス呼出調節があるために大きい．

- **腎性調節**
  腎は細胞外液の水素イオン濃度が高まれば酸性尿を排泄し，逆に過度にアルカリ性になれば重炭酸イオンを排泄する．この働きは主に遠位尿細管で起こる．

- **酸・塩基平衡**
  体液が酸性，アルカリ性に傾きすぎないようpH7.4前後に一定に保つ働きを酸・塩基平衡という．
  細胞内代謝はpHの変化に敏感であり，この範囲を超えると生命維持は危険にさらされる．

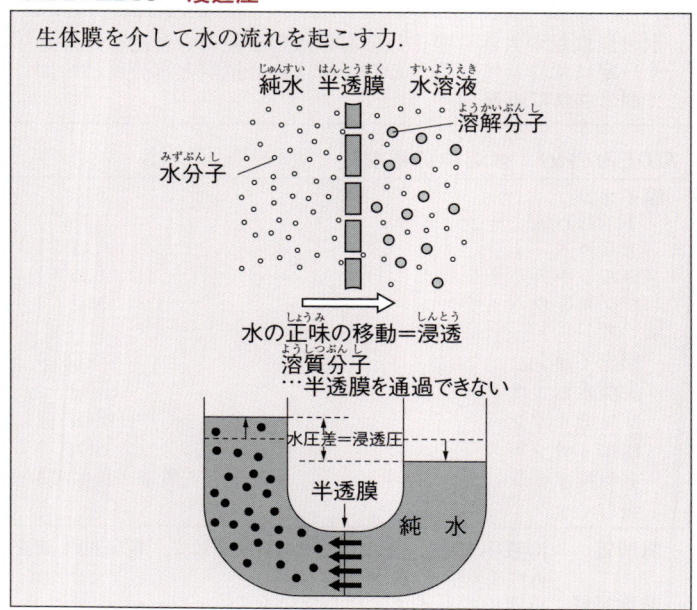

SIDE MEMO　浸透圧

生体膜を介して水の流れを起こす力．

純水　半透膜　水溶液
溶解分子
水分子
水の正味の移動＝浸透
溶質分子
…半透膜を通過できない
水圧差＝浸透圧
半透膜
純水

第6章　循環器系

10 血液の働き

1 血液の働き

1) 消化管から吸収された栄養素を運搬する.
2) 酸素や炭酸ガスを運搬する.
3) 老廃物を運搬する.
4) ホルモンを運搬する.
5) 体温を調節.
6) 生体の防御作用をする.
7) 内部環境の恒常性ならびに均等化をはかる.

SIDE MEMO 血液の一般的性質

量 ：体重の約1/13（8%）
pH ：pH7.4（7.35〜7.45）弱アルカリ性
比重：1.06（1.055〜1.066）
色 ：鮮紅色（動脈血），暗赤色（静脈血）

2 血液の成分

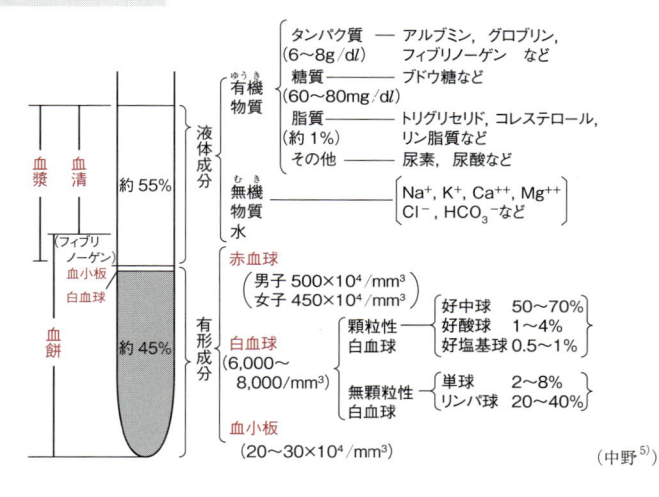

液体成分 約55%
- 血漿／血清／（フィブリノーゲン）／血小板／白血球／血餅

- 有機物質
  - タンパク質（6〜8g/dl） — アルブミン，グロブリン，フィブリノーゲン など
  - 糖質（60〜80mg/dl） — ブドウ糖など
  - 脂質（約1%） — トリグリセリド, コレステロール, リン脂質など
  - その他 — 尿素，尿酸など
- 無機物質 — Na^+, K^+, Ca^{++}, Mg^{++}, Cl^-, HCO_3^- など
- 水

有形成分 約45%
- 赤血球（男子 500×10^4/mm^3 ／女子 450×10^4/mm^3）
- 白血球（6,000〜8,000/mm^3）
  - 顆粒性白血球
    - 好中球 50〜70%
    - 好酸球 1〜4%
    - 好塩基球 0.5〜1%
  - 無顆粒性白血球
    - 単球 2〜8%
    - リンパ球 20〜40%
- 血小板（20〜30×10^4/mm^3）

(中野[5])

11 血液細胞とその機能

1 血液中の細胞成分

- 赤血球（無核） ------- 組織への酸素運搬
- 白血球
  - 顆粒球
    - 好中球 ------- 細菌に対する防御作用
    - 好酸球 ------- 免疫反応の制限
    - 好塩基球 ------ ヘパリンの産生
  - 無顆粒球
    - 単核球 ------- 細菌に対する防御作用
    - リンパ球 ----- 免疫反応（抗体産生）
- ×800
- 血小板（無核） ------- 血液凝固作用

2 赤血球・白血球・血小板のまとめ

赤血球
- 大 き さ：直径7～8μm円盤状
- 数　　　：男子500万/mm^3，女子450万/mm^3
- 機　能　：酸素運搬（酸化ヘモグロビン）
- 新生場所：赤色骨髄
- 破壊場所：肝臓，脾臓
- 寿　命　：120日

白血球
- 大 き さ：赤血球よりも大きい
- 数　　　：6,000～8,000個/mm^3
- 機　能　：食作用，免疫抗体産生
- 新生場所：赤色骨髄，リンパ節
- 破壊場所：肝臓：脾臓
- 寿　命　：2～21日

血小板
- 大 き さ：2～3μm
- 数　　　：20～50万/mm^3
- 機　能　：血液凝固作用
- 破壊場所：脾臓
- 寿　命　：10日

SIDE MEMO 血液凝固

血液凝固とは血漿中のフィブリノーゲンがトロンビンの作用により、フィブリンとなって血球を凝集することである.

第1相：血小板が空気に触れて壊れ、トロンボプラスチンを放出する.

第2相：トロンボプラスチンと血漿中カルシウムイオンの作用でプロトロンビン（血漿タンパク）がトロンビンに変化する.

第3相：トロンビンの酵素作用によりフィブリノーゲンがフィブリンとなる. フィブリンはカルシウムイオンなどの作用で相互に結合し、網状の構造をつくって赤血球を取り込んで凝集させる.

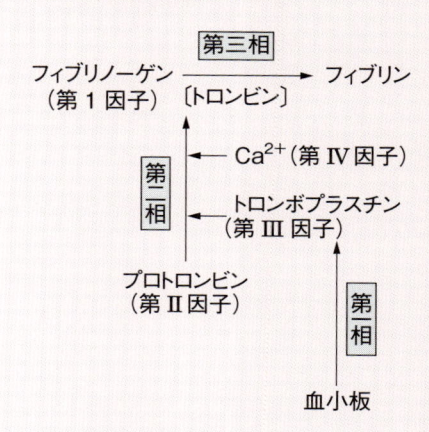

```
          第三相
フィブリノーゲン ─────────→ フィブリン
 （第 I 因子）   〔トロンビン〕

        ← Ca²⁺（第 IV 因子）
  第
  二   ← トロンボプラスチン
  相      （第 III 因子）

プロトロンビン
 （第 II 因子）   第
                 一
                 相

               血小板
```

SIDE MEMO ヘマトクリット値

全血液容積に対する赤血球容積の割合. 正常値は成人男子で約45%、女子で約40%である. 貧血ではこれが低下する.

第7章
呼吸器系

1. 呼吸器系の構造 ……… 108
2. 呼吸のメカニズム …… 109
3. 外呼吸と内呼吸 ……… 110
4. 肺気量 ………………… 112
5. 呼吸の調節 …………… 114

1 呼吸器系の構造

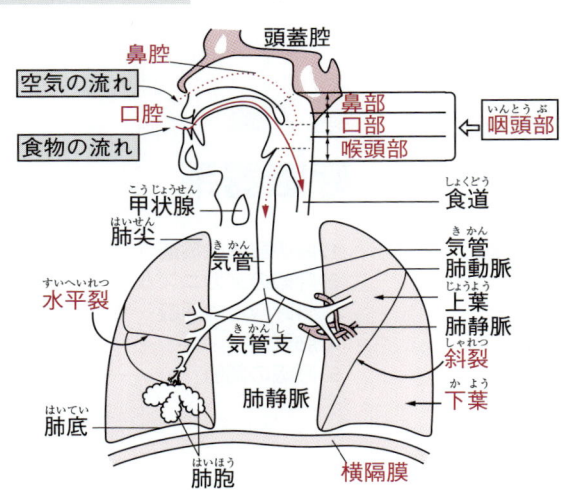

1 呼吸器系の構造

図中ラベル: 頭蓋腔／鼻腔／空気の流れ／口腔／食物の流れ／鼻部・口部・喉頭部／咽頭部／甲状腺／食道／肺尖／気管／気管・肺動脈／水平裂／上葉／肺静脈／気管支／斜裂／肺静脈／下葉／肺底／肺胞／横隔膜

2 気管支

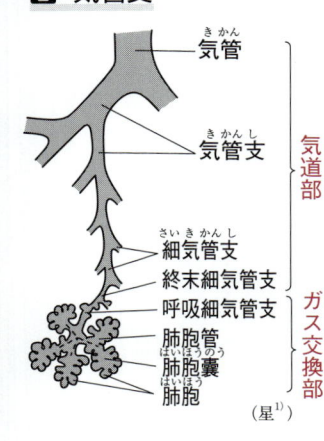

気管 — 気管支 — 細気管支 — 終末細気管支（気道部）
呼吸細気管支 — 肺胞管 — 肺胞嚢 — 肺胞（ガス交換部）

(星1)

3 気道

・外鼻→鼻腔→咽頭→喉頭→気管
　　　　　　　　　　　　　C6, C7
→気管支→肺胞
　Th5

・気道：鼻腔から終末細気管支までをいう．
・上気道：鼻腔から喉頭までをいう．
・下気道：気管から終末細気管支までをいう．

2 呼吸のメカニズム

1 呼吸運動

- 吸息によって外気を肺内に取り込み，呼息によって肺内のガスを外気中に排出させる運動．
- 肺を取り囲む胸郭によってつくられる空間（胸膜腔）を拡大・縮小することにより呼吸運動が行われる．胸腔が律動的に変化するのは呼吸筋の運動によるものである．

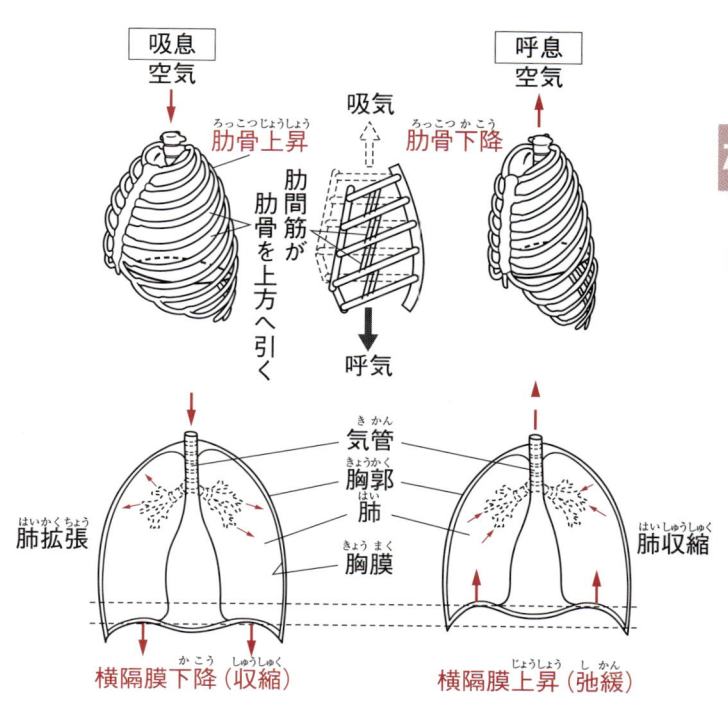

吸息 空気
肋骨上昇
肋間筋が肋骨を上方へ引く
吸気
呼気
呼息 空気
肋骨下降

気管
胸郭
肺
胸膜

肺拡張
横隔膜下降（収縮）

肺収縮
横隔膜上昇（弛緩）

(Inglis)

吸息運動

- 外肋間筋の収縮と横隔膜の収縮により胸腔が拡大する.
- 胸膜腔内圧が $-2 \sim -4\text{cmH}_2\text{O}$ から $-6 \sim -7\text{cmH}_2\text{O}$ へとさらに陰圧になると，これによって肺胞内圧が陰圧になり，体外からの空気を吸い込む.

呼息運動

- 内外肋間筋と横隔膜の弛緩により胸腔が縮小する.
- 肺胞内圧が胸郭により圧迫されて陽圧になり，これによって肺胞気が呼出される.
- **呼吸**：体内の組織に必要な酸素を体外から取り入れ，体内にできた炭酸ガスを体外に排出すること.
  呼吸には2通りある．肺での空気と血液間でのガスのやりとりを肺呼吸（外呼吸），組織での血液と組織細胞間のガスのやりとりを組織呼吸（内呼吸）という.
- **腹式呼吸**：横隔膜の働きによる呼吸をいう．吸息の70％が腹式呼吸である.
- **胸式呼吸**：主として肋間筋による働きによって起こる呼吸をいう.

3 外呼吸と内呼吸

1 外呼吸と内呼吸

内呼吸：組織細胞とその周囲の液体環境の間でのガス交換.
外呼吸：肺胞内の空気と血液のガス（酸素と二酸化炭素）交換.

SIDE MEMO 分圧 (mmHg)

吸気	O_2 : 158 mmHg		
	CO_2 : 0.3 mmHg	動脈血	O_2 : 95 mmHg
呼気	O_2 : 116 mmHg		CO_2 : 40 mmHg
	CO_2 : 32 mmHg	静脈血	O_2 : 40 mmHg
肺胞気	O_2 : 100 mmHg		CO_2 : 46 mmHg
	CO_2 : 40 mmHg		

2 ガス交換とガスの運搬

- ガスは高濃度に存在する場所から低濃度に存在する場所へ移動する．ガスの濃度を分圧という．ガス分子の移動は両方の部分のガス圧が全く同じになるまで続く．

外呼吸：肺胞気と静脈血の各ガス分圧の差により，毛細血管に O_2 をわたし，肺胞中に CO_2 を取り込む．血液中に取り込まれた O_2 は赤血球内の血色素（ヘモグロビン）に結合して，各所に運ばれる．

内呼吸：動脈血と組織内のガス分圧の差により，組織細胞へ O_2 をわたし，かわりに CO_2 を受け取る呼吸を内呼吸といい，CO_2 の大部分（85％）は水と反応して炭酸水素イオン（HCO_3^-）として静脈血によって運ばれる．肺では再び CO_2 の形となり，呼気として CO_2 を吐き出す．

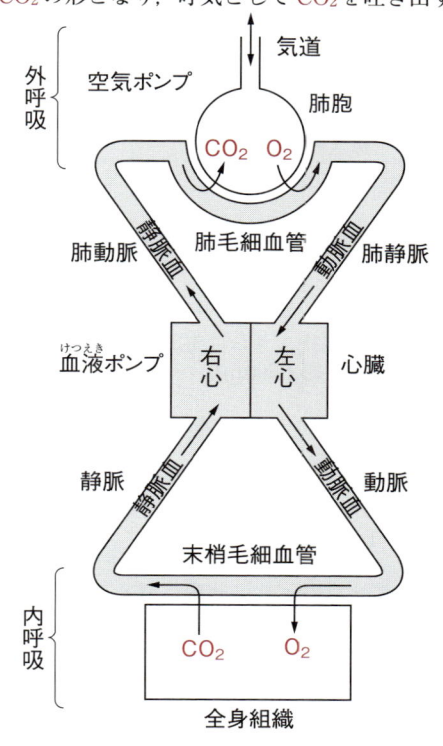

3 外呼吸と内呼吸

4 肺気量

1 肺気量

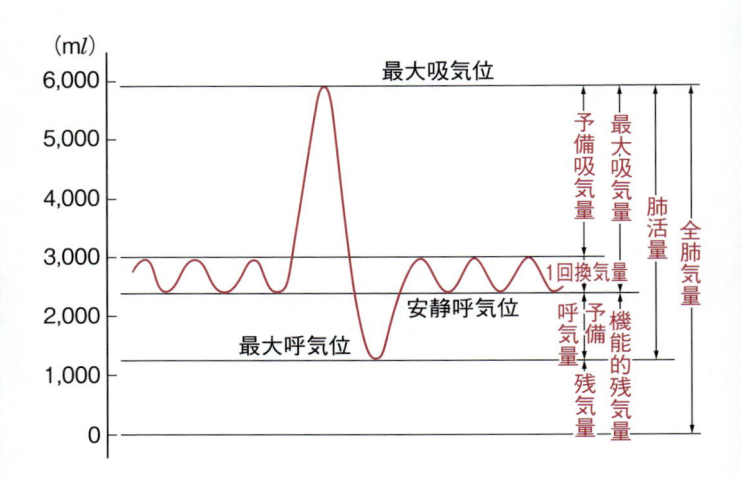

(ml)
- 最大吸気位
- 予備吸気量
- 最大吸気量
- 1回換気量
- 安静呼気位
- 予備呼気量
- 最大呼気位
- 機能的残気量
- 残気量
- 肺活量
- 全肺気量

予備吸気量：正常の吸息後，さらに努力して吸い込むとのできる空気量．約2,500 ml．

予備呼気量：正常の呼息後，さらに努力して吐き出すことのできる空気量．約1,000 ml．

残気量：最大努力で呼出しても，なお肺胞内に残っている空気量．約1,000〜1,500 ml．

機能的残気量：正常呼息のときに肺内に残る空気量．予備呼気量＋残気量．

肺活量：できるだけ深く吸った後，吐き出すことができる空気の最大量．これは健康な状態で増加する．成人男性で3,000〜4,000 ml，成人女性で2,000〜3,000 mlである．

SIDE MEMO　呼吸数と肺換気量

安静時，健常男性成人は1分間に約16回呼吸する．一回の呼吸で出入りする空気の量を1回換気量といい，約500mlである．したがって1分間に呼吸する空気の量は500ml×16，すなわち8,000ml，つまり8lである．これが分時呼吸量または肺換気量で，運動時，この量は200l位まで増加する．これらの値は女性では約25%低い．

2 肺

- 右肺：三肺葉，1,200cc，600g
- 左肺：二肺葉，1,000cc，500g

SIDE MEMO　死腔

- 1回換気量のうち肺胞の中にまで到達せず（ガス交換をしない），気道を充たすだけの空間（鼻・口・咽頭・喉頭・気管・気管支・細気管支内）を死腔という．
- その容積を死腔量といい，約150mlである．

換気量
- 毎分換気量＝1回換気量×分時呼吸数
- 肺胞換気量＝1回換気量−死腔量
- 毎分肺胞換気量＝（1回換気量−死腔量）×分時呼吸数

SIDE MEMO　肺葉

肺は後上方からの肋骨面に従って前下方に回って走る深い切れ込みによって肺葉に区分されている．

5 呼吸の調節

1 呼吸運動の調節

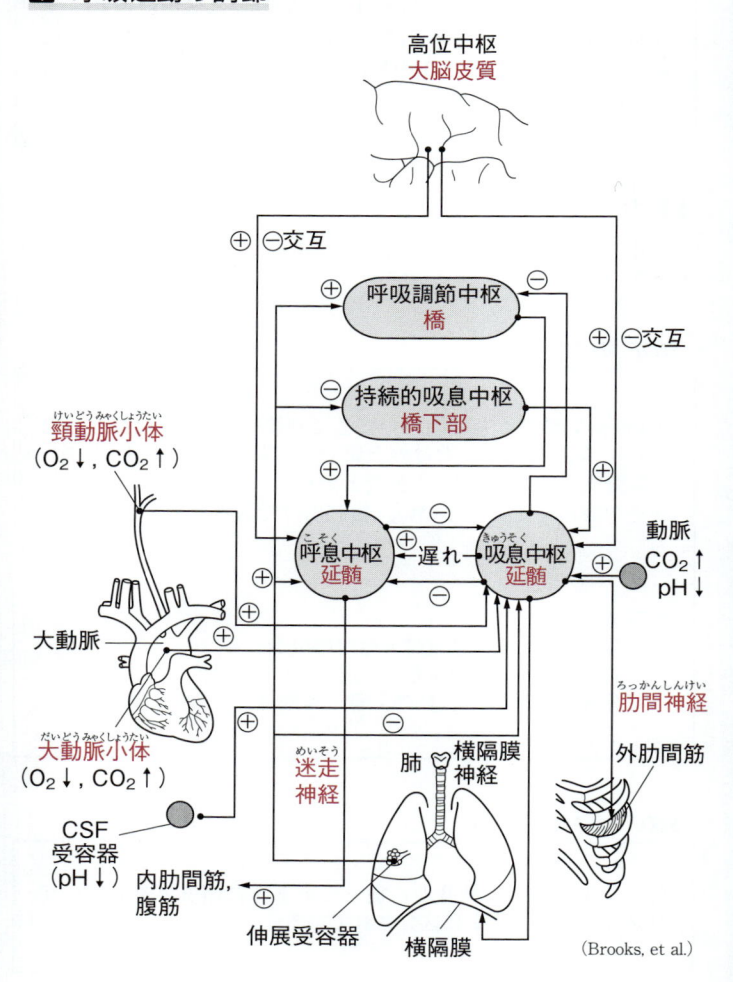

高位中枢
大脳皮質

⊕ ⊖ 交互

呼吸調節中枢
橋

持続的吸息中枢
橋下部

⊖ 交互

頸動脈小体
($O_2↓$, $CO_2↑$)

呼息中枢
延髄

遅れ

吸息中枢
延髄

動脈
$CO_2↑$
$pH↓$

大動脈

大動脈小体
($O_2↓$, $CO_2↑$)

迷走神経

肋間神経

肺　横隔膜神経

外肋間筋

CSF受容器
($pH↓$)

内肋間筋, 腹筋

伸展受容器　横隔膜

(Brooks, et al.)

第7章　呼吸器系

2 神経的調節

- 肺迷走神経反射(ヘーリング・ブロイヤー反射)とは,肺が吸息により伸展されると,肺の**伸展受容器**が興奮し,**迷走神経**を介して呼吸中枢に伝えられ,**吸息中枢**を抑制する反射である.
- 頸動脈小体と大動脈小体は動脈血の CO_2 分圧が低下すると呼吸を**抑制**し,動脈血の O_2 分圧が低下すると呼吸を**促進**する.

3 化学的調節

呼吸中枢の活動を制御する最も重要な因子は血液中の二酸化炭素濃度である.

この濃度が**高い**と呼吸中枢を刺激し,**低い**と抑制する.

4 呼吸の型

頻呼吸:呼吸の頻度が24/分以上になったもの.
徐呼吸:呼吸の頻度が12回/分以下になったもの.
過呼吸:呼吸頻度は変わらず,呼吸深度が深いもの.
浅呼吸:呼吸頻度は変わらず,呼吸深度が浅いもの.
多呼吸:呼吸の頻度・深度がともに増したもの.
少呼吸:呼吸の頻度・深度がともに低下したもの.
過換気:分時換気量が増加したもの.
減換気:分時換気量が減少したもの.

SIDE MEMO 呼吸運動の中枢

呼吸運動中枢は4つに分けられる.
延髄の網様体には**吸息中枢**と**呼息中枢**とがある.
また,橋の下半部には延髄の呼吸中枢に働きかけ,持続的に吸息を行わせる持続的吸息中枢が存在する.
さらに,橋の上半部にはこの持続的吸息中枢を抑制し,吸息と呼息の切りかえを調節する呼吸調節中枢が存在する.

第8章
消化器系

1. 消化と吸収 ……………118
2. 口腔の中での消化 ………119
3. 嚥下 ………………121
4. 胃の中での消化と吸収 …123
5. 胃の運動 ……………125
6. 小腸の中での消化 ………126
7. 腸の中での吸収 …………127
8. 腸の運動 ……………128
9. 消化のまとめ ……………129

1 消化と吸収

1 消化と吸収

消化

- 食物が消化管中を進行する間に血液中への吸収がうまく行われるように化学的変化と機械的変化を加え，分解することをいう．

吸収

- 消化産物，ビタミン，電解質，水分を消化管の粘膜を介して血液，リンパ液に取り込む作用をいう．

2 消化器系

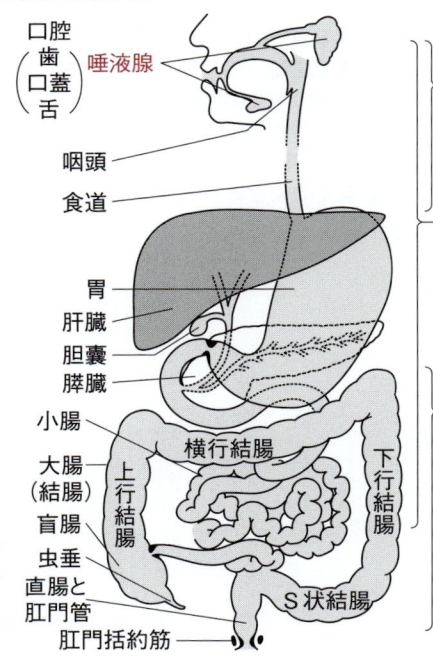

口腔
歯
口蓋
舌
唾液腺
咽頭
食道
胃
肝臓
胆嚢
膵臓
小腸
大腸（結腸）
横行結腸
上行結腸
下行結腸
盲腸
虫垂
直腸と肛門管
S状結腸
肛門括約筋

食物摂取
食物は消化管の中に入る．

分泌と消化
消化酵素が分泌され，大きな分子からより単純な分子単位への化学的分解が行われる．

生じた小さい可溶性分子単位と水が吸収される

不消化物質塊の排泄

(Ann B. McNaught, et al.[1])

- 消化器系：食物を摂取し，それを腸管から吸収できる程度にまで分解し，吸収して血液中に送る働きを行い，食物残渣の排泄を司る器官の集まりをいう．口から肛門に至る長い一本の消化管と消化液を分泌する消化腺とに分けられる．
- 消化管：口から始まり，咽頭，食道，胃，小腸，大腸，肛門で終わる．
- 機械的消化：口腔内運動や消化管の運動による消化
- 化学的消化：消化液中の酵素作用による消化

2 口腔の中での消化

1 唾液腺

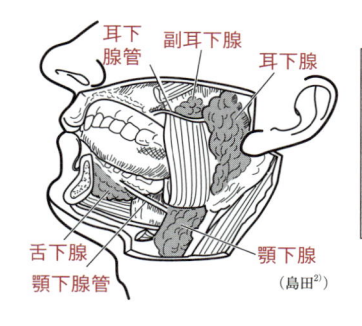

SIDE MEMO **口腔腺**(唾液腺)

唾液を分泌する腺．小口腔腺と大口腔腺がある．
- 小口腔腺：口唇腺，頬腺，臼歯腺，口蓋腺，舌腺
- 大口腔腺：耳下腺，顎下腺，舌下腺(三大唾液腺)

(島田[2])

2 口腔内消化

機械的過程：咀嚼運動：意志による制御
歯，舌，頬，口唇，下顎によって食物を砕き，唾液と混ぜて飲み込みやすくするために，水分の多い，柔らかい食塊にする．

化学的過程：唾液の分泌：反射的，不随意的
- 一日に1〜1.5ℓ分泌
- 三大唾液腺……耳下腺，顎下腺，舌下腺
- 消化作用……唾液の中の消化酵素プチアリンがでんぷんを麦芽糖に分解．
- 唾液の成分……ほぼ中性．水分が99.5%，残りが粘液(ムチン)，消化酵素．

- 口腔内消化：口腔では咀嚼による機械的作用と唾液による化学的作用を同時に行い，消化を行っている．
- 唾液の消化以外の作用：①咀嚼は味覚を助ける，②発声を促す，③嚥下を促す，④口腔内の清浄

3 唾液分泌の神経調節

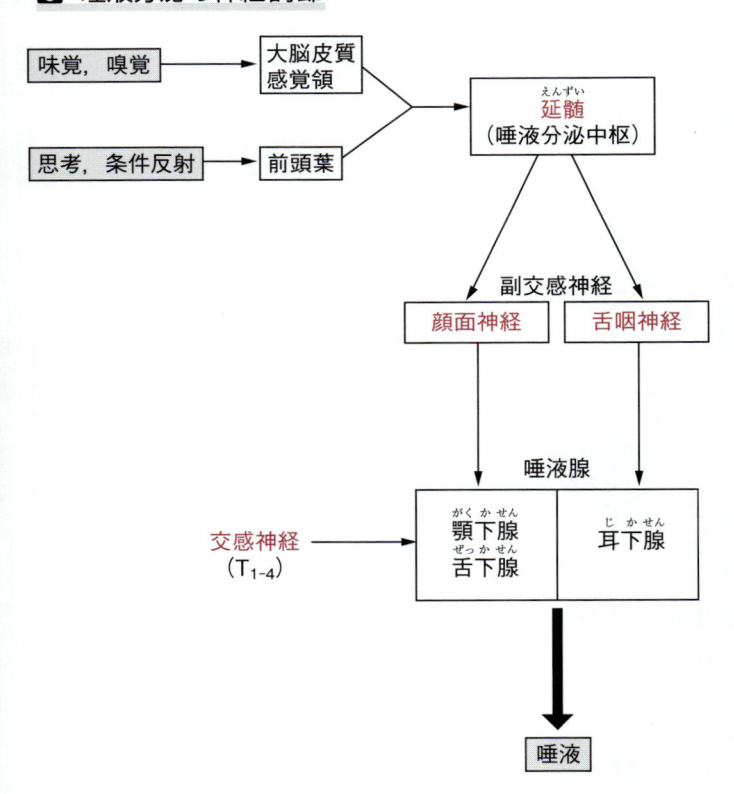

```
味覚, 嗅覚 ──→ 大脳皮質感覚領 ──→ 延髄（唾液分泌中枢）
思考, 条件反射 ──→ 前頭葉 ──→

延髄（唾液分泌中枢）
    ↓ 副交感神経 ↓
  顔面神経   舌咽神経
         ↓
       唾液腺
交感神経(T₁₋₄)──→ 顎下腺・舌下腺 ｜ 耳下腺
         ↓
        唾液
```

(石澤[3])

- 唾液分泌の調節
  ：唾液分泌は交感神経と副交感神経の二重支配である．
- 副交感神経の興奮で量が多い唾液が分泌され，交感神経の興奮によって量の少ない粘液性の唾液が分泌される．

3 嚥下

嚥下の過程は3相に分けられる．

1 嚥下の第一相

口腔相：口腔→咽頭
随意的運動

| 刺激 | 食物塊は舌背部と咽頭にある神経終末を刺激する． |

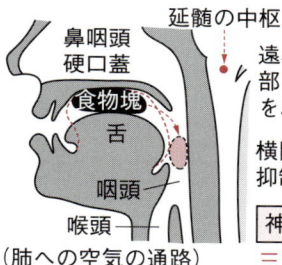

延髄の中枢

遠心性神経は舌底部と口腔底の筋肉を収縮させる．

横隔膜と肋間筋を抑制する．

鼻咽頭
硬口蓋
食物塊
舌
咽頭
喉頭
（肺への空気の通路）

| 作用 |

舌は硬口蓋に対して上後方に引き上げられる．

食物塊は咽頭に入る．
呼吸は抑制される．

| 神経支配 |

三叉神経，舌下（三叉・舌下順不同）神経

(Ann B. McNaught, et al.[4])

2 嚥下の第二相

咽頭相：咽頭→食道入口
不随意的運動

| 刺激 | 食物塊は咽頭の粘膜上皮中の神経終末を刺激する．嚥下反射期である． |

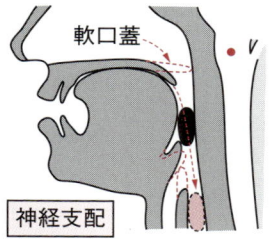

軟口蓋

| 作用 |

遠心性神経は咽頭壁の筋肉を収縮させ，食道へ食物塊を送り込む．軟口蓋は食物が鼻に入るのを防ぐためにもち上げられる．
喉頭壁は気道を保護するためにもち上げられる．舌はさらにずっと後方にまで引き寄せられる．

| 神経支配 |

舌下神経，迷走神経，三叉神経，舌咽（舌下～舌咽順不同）神経

(Ann B. McNaught, et al.[4])

3 嚥下の第三相

食道相：食道入口→胃
不随意的運動

|刺激| 食物塊は食道壁内の神経終末を刺激する．

|作用| アウエルバッハ神経叢は食道の筋層を刺激する．

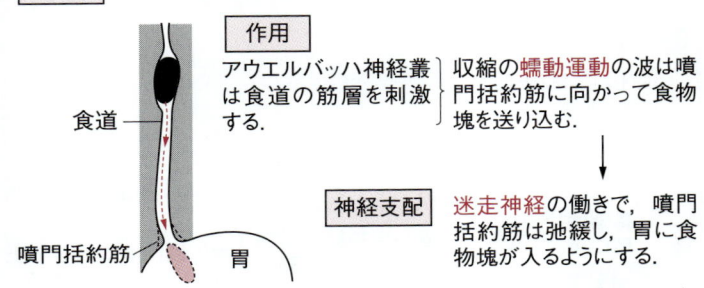

収縮の蠕動運動の波は噴門括約筋に向かって食物塊を送り込む．

|神経支配| 迷走神経の働きで，噴門括約筋は弛緩し，胃に食物塊が入るようにする．

(Ann B. McNaught, et al.[4])

- 嚥下：口腔の中に取り込まれた食べ物や飲料水を口腔から咽頭・食道を経て胃に送り込む反射性の運動を嚥下という．この反射は脳の延髄で制御されている．

SIDE MEMO 蠕動運動

嚥下で，口の中から食塊を胃に押しやる働きの原動力は食塊にかかる圧力である．食塊は上から押され（陽圧），下から引っ張る力（陰圧）を受けて動く．この食物の上下にできる圧の差（圧差）は筋が順序よく収縮することでつくられる．この運動を特に蠕動運動と呼んでいる．また，食塊を動かす原動力には圧力の他に地球の重力の力もある．

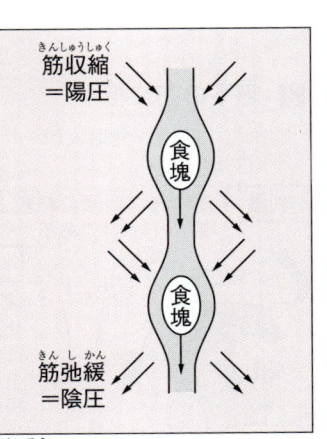

筋収縮＝陽圧
筋弛緩＝陰圧

SIDE MEMO アウエルバッハ神経叢

消化管の筋層の中に分布する神経叢をいう．

4 胃の中での消化と吸収

1 胃の構造

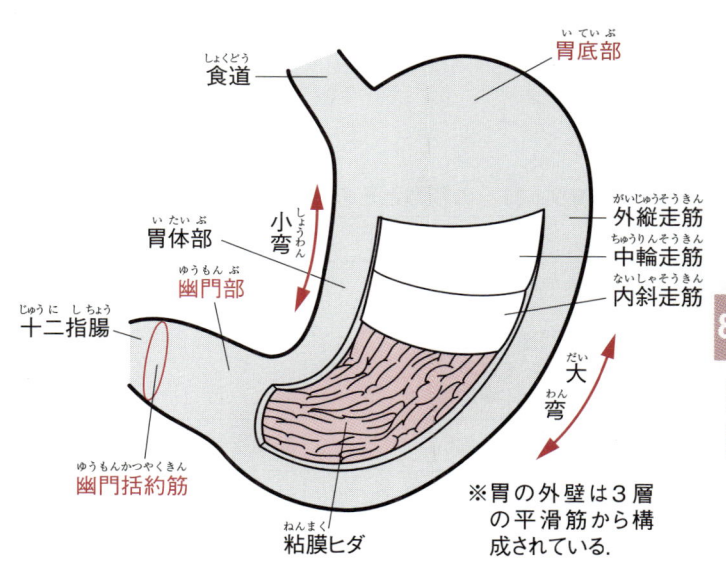

図中ラベル：
- 食道
- 胃底部
- 胃体部
- 小弯
- 幽門部
- 十二指腸
- 幽門括約筋
- 粘膜ヒダ
- 外縦走筋
- 中輪走筋
- 内斜走筋
- 大弯

※胃の外壁は3層の平滑筋から構成されている．

SIDE MEMO　ガストリン

- 食物が胃に入ると，幽門部の粘膜よりガストリンというホルモンが分泌される．
- ガストリンは血中に入って循環し，胃腺に達して塩酸とペプシノーゲンの分泌を促進する．

2 胃の消化

機械的消化

- 蠕動運動によって食物を混ぜ，粥状にする．

化学的消化

- 胃液を分泌し，胃液中の分解酵素のペプシンが蛋白質をペプトンにまで分解する．
- 胃液の分泌量…1,500～2,500ml/日
- 胃液の成分…強酸性，pH 1.0～2.0
- 主な分泌腺…胃腺

SIDE MEMO　胃腺の種類とその分泌液

種類	噴門腺	胃底腺	幽門腺		
部位	噴門部	胃底部 胃体部 幽門部の一部	幽門部		
腺細胞	副細胞	壁細胞	副細胞	主細胞	副細胞
分泌液	粘液	HCl 0.4～0.5% pH 1.0～1.5	粘液	ペプシノーゲン	粘液
機能	粘膜保護	ペプシノーゲンの活性化 食塊の酸性化蛋白質の消化補助	粘膜保護	蛋白質の消化作用	粘膜保護

3 胃液分泌の神経的調節

- 交感神経：胃の運動を抑制する．
- 副交感(迷走)神経：胃の運動と胃液の分泌を促進する．

5 胃の運動

1 胃の運動

胃の内容の充実

- 胃が空虚状態→ほとんど動かない
- 胃が充実状態→食塊が順次蓄積して大弯部が長くなる．これを受容性弛緩という．
  平滑筋細胞が弛緩するので，胃内圧は胃が十分大きくなるまで上昇しない．

胃の運動

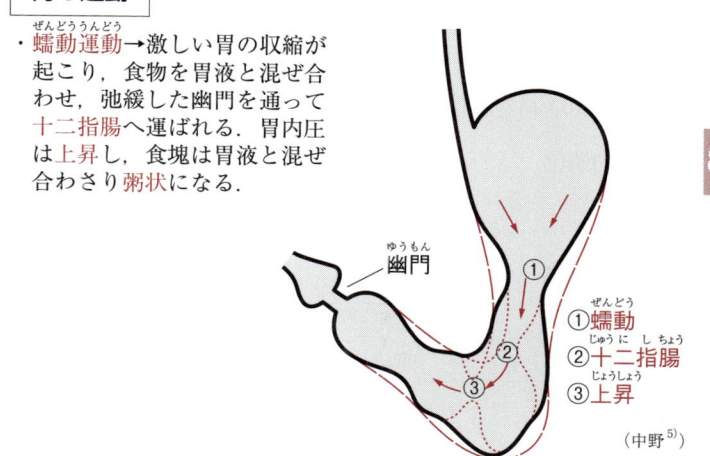

- 蠕動運動→激しい胃の収縮が起こり，食物を胃液と混ぜ合わせ，弛緩した幽門を通って十二指腸へ運ばれる．胃内圧は上昇し，食塊は胃液と混ぜ合わさり粥状になる．

幽門
①蠕動
②十二指腸
③上昇

(中野[5])

胃内容の移送と胃の運動の調節

- 胃内容の移送
  →食後，10分位から順次移送が始まり，3～6時間でほとんどが移送される．
- 腸胃反射
  →十二指腸の壁が伸展されると胃の運動性は低下する．この反射には迷走神経が関係していて，胃の蠕動波の振幅が減少する．

6 小腸の中での消化

1 十二指腸周辺の構造

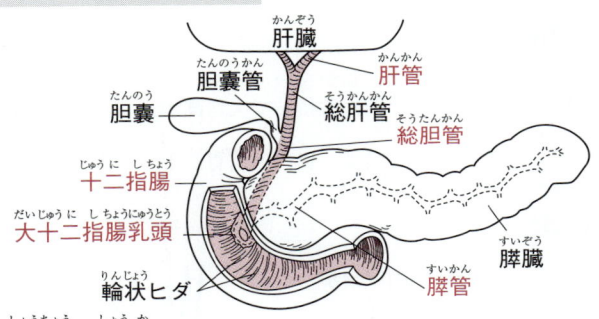

2 小腸の消化

機械的消化

- 蠕動運動,分節運動,振子運動の3種類の運動により,食物を混和し,下方へ送る.

化学的消化

	消化酵素	消化前	消化後
腸液	アミノペプチダーゼ	ペプチド	アミノ酸
	サッカラーゼ	ショ糖	ブドウ糖
	マルターゼ	麦芽糖	ブドウ糖
膵液	トリプシン	蛋白質	ポリペプチド→アミノ酸
	アミロプシン(膵アミラーゼ)	でん粉	マルトース(麦芽糖)
	膵リパーゼ(ステアプシン)	脂肪	脂肪酸グリセリン
胆汁	胆汁酸塩	脂肪(1〜3順不同)	乳化

- 小腸の構造:胃の幽門に続いて大腸へ移行する6〜7mの管状器官.十二指腸,空腸,回腸に区分される.
- 分節運動:輪走筋の収縮と弛緩によって腸内容物の移動なしに混和する運動.
- 振子運動:縦走筋の働きにより腸管の縦方向に起こる伸縮運動.内容物の混和に役立つ.

第8章 消化器系

7 腸の中での吸収

1 小腸の粘膜

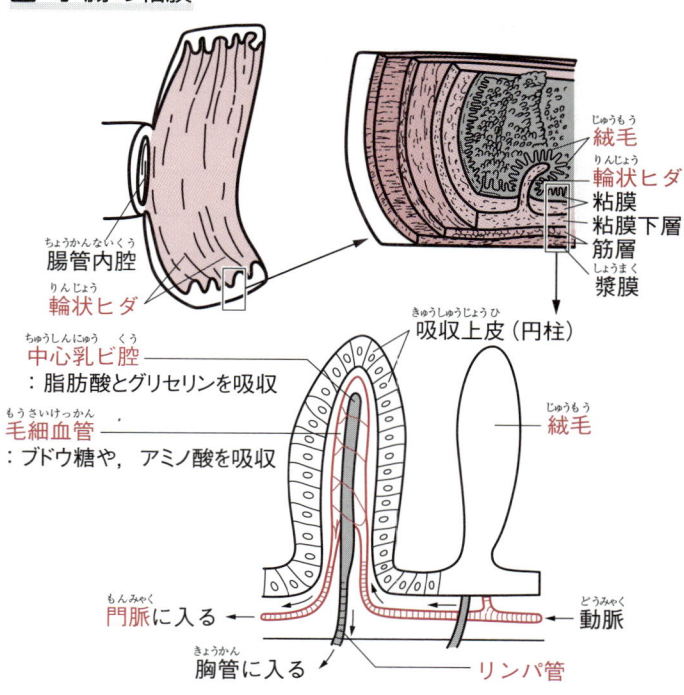

- 絨毛
- 輪状ヒダ
- 粘膜
- 粘膜下層
- 筋層
- 漿膜
- 腸管内腔
- 輪状ヒダ

- 吸収上皮（円柱）
- 中心乳ビ腔：脂肪酸とグリセリンを吸収
- 毛細血管：ブドウ糖や，アミノ酸を吸収
- 絨毛
- 門脈に入る ← 動脈
- 胸管に入る ← リンパ管

SIDE MEMO　小腸のヒダ

小腸の粘膜には輪状ヒダがあり，粘膜表面には無数の絨毛がある．小腸の吸収効率を上げるために粘膜表面を広くしている．

SIDE MEMO　大腸の消化吸収

大腸液は消化酵素を含まない粘液でアルカリ性である．大腸前半部で水と電解質を吸収し，残った内容物を腸内細菌などによって分解し，糞便を形成する．

8 腸の運動

1 運動の型

蠕動運動

- 腸管の輪走筋が収縮し，縦走筋が弛緩して収縮輪をつくり，その収縮輪が口側から肛門側へ移動する運動．また，十二指腸・回盲部付近では逆方向の運動がみられる．

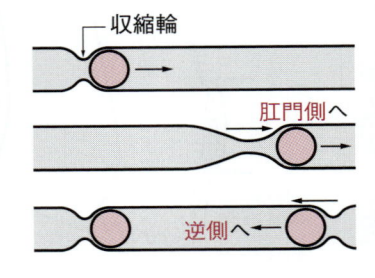

分節運動

- 腸管壁の輪走筋がある間隔をおいて収縮し，いくつかのくびれを生じ，次にこの収縮輪の間が収縮する運動．
- 腸の内容物を消化液と混ぜ合わせるための運動．
- 栄養素の消化・吸収を促進する運動．

振子運動

- 比較的狭い範囲の縦走筋が一定の周期で収縮と弛緩を繰り返す運動．生理的意義はない．

SIDE MEMO 小腸の運動

〔蠕動運動〕①速度…3.0〜6.5cm/秒，②腸内容物の輸送
〔分節運動〕①速度…約7〜8回/分，②腸内容物の混和
〔振子運動〕

SIDE MEMO 大腸の運動と作用

- 運動：①蠕動運動，②分節運動，③振子運動
- 作用：①水分の吸収，②糞の形成

9 消化のまとめ

1 消化器官の神経支配のまとめ

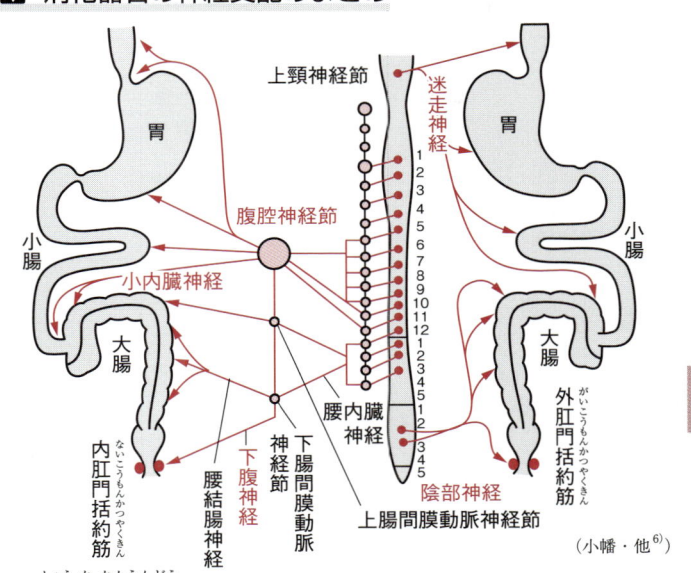

図中ラベル: 胃、上頸神経節、迷走神経、小腸、腹腔神経節、小内臓神経、大腸、内肛門括約筋、腰結腸神経、下腹神経、下腸間膜動脈神経節、腰内臓神経、上腸間膜動脈神経節、陰部神経、外肛門括約筋

(小幡・他[6])

2 消化管運動のまとめ

消化管	運動	内容
口腔	咀嚼運動	開口反射　閉口反射
咽頭, 食道	嚥下運動	第一相（口腔相） 第二相（咽頭相）－（嚥下反射） 第三相（食道相）－（蠕動運動）
胃	蠕動運動	蠕動反射
小腸	律動運動	分節運動（輪走筋の全体的な収縮と弛緩）
	蠕動運動	蠕動反射，胃腸反射
大腸	律動運動	分節運動（膨起形成），振子運動
	総蠕動	胃―大腸反射
	排便	排便反射

3 消化液のまとめ

消化腺	消化液 (分泌量/日)	酵素	作用
唾液腺	唾液 (1,500ml)	プチアリン	デンプン ↓ 麦芽糖 ↓ ブドウ糖
		マルターゼ	麦芽糖 ↓ ブドウ糖
胃腺	胃液 酸性 (1,500〜 2,500ml)	ペプシン	蛋白質 ↓ ペプトン 乳蛋白質を凝固
膵臓	膵液 弱アルカリ性 (1,000〜 2,000ml)	ペプシン・トリプシン	蛋白質 ↓ ポリペプチド
		ステアプシン (リパーゼ)	脂肪 ↓ 脂肪酸とグリセリン
		アミロプシン (アミラーゼ)	デンプン ↓ 麦芽糖
腸腺	腸液 弱アルカリ性 (2,000〜 2,500ml)	アミノペプチダーゼ	ペプチド ↓ アミノ酸に分解
		インベルターゼ	ショ糖 ↓ ブドウ糖と果糖に分解
		ラクターゼ	乳糖 ↓ ブドウ糖に分解
		マルターゼ	麦芽糖 ↓ ブドウ糖に分解
肝臓	胆汁 (500〜 1,000ml)	酵素がない	胆汁酸塩により脂肪を乳化し,消化を助ける

第9章
腎臓と排泄

1. 腎臓の構造 ……132
2. 尿の生成 ………134
3. 排尿 ……………136

1 腎臓の構造

1 腎臓

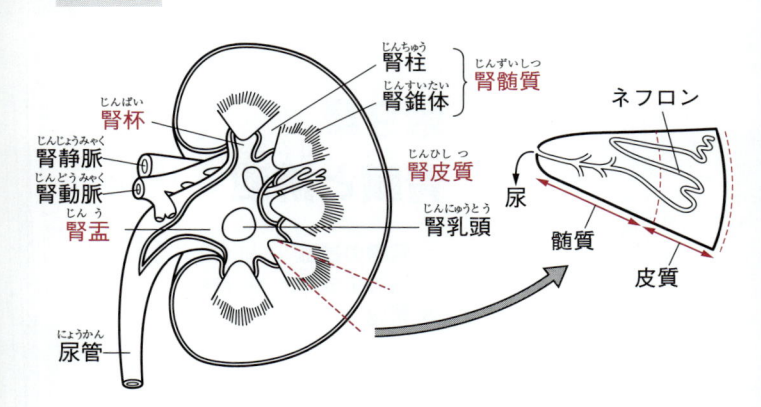

- 腎柱
- 腎錐体
- 腎髄質
- 腎杯
- 腎静脈
- 腎動脈
- 腎皮質
- 腎盂
- 腎乳頭
- ネフロン
- 尿
- 髄質
- 皮質
- 尿管

SIDE MEMO 泌尿器系の構造

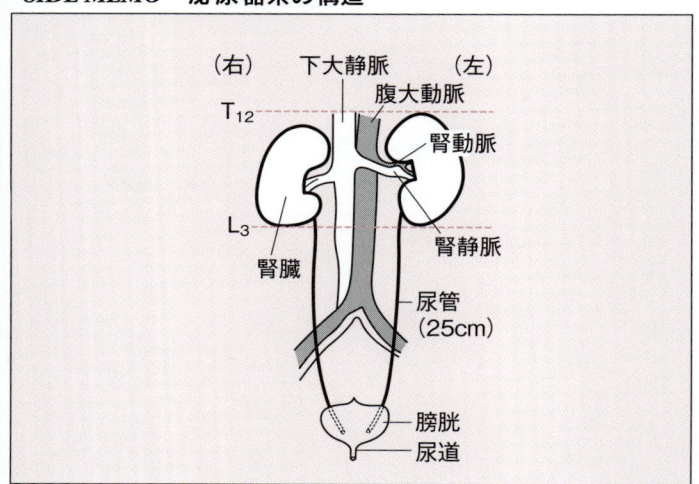

- （右）下大静脈　（左）
- T_{12}
- 腹大動脈
- 腎動脈
- L_3
- 腎臓
- 腎静脈
- 尿管（25cm）
- 膀胱
- 尿道

第9章 腎臓と排泄

2 腎小体

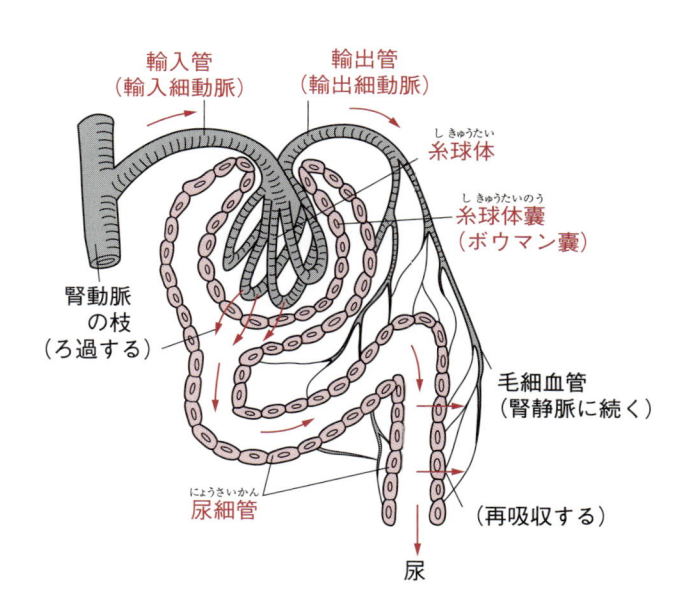

図中ラベル:
- 輸入管（輸入細動脈）
- 輸出管（輸出細動脈）
- 糸球体
- 糸球体嚢（ボウマン嚢）
- 腎動脈の枝（ろ過する）
- 毛細血管（腎静脈に続く）
- 尿細管
- （再吸収する）
- 尿

SIDE MEMO　腎小体

尿の生成に関与する直径約 0.2 mm の球形構造物．左右の腎臓でそれぞれ 100 万個以上を有している．腎小体は毛細血管の集合である糸球体と，それを包むボウマン嚢からなる．糸球体には輸入細動脈から血液が入り，ここで濾過されて原尿が形成されている．

SIDE MEMO　ネフロンと集合管系

腎単位ともいう．腎の構造と機能上の単位．腎小体（血液の濾過）と尿細管（再吸収と分泌）を合わせたもの．

2 尿の生成

1 尿の生成

糸球体濾過作用

毛細血管内圧により血漿中の水分がボーマン嚢に押し出される.この原動力を有効濾過圧という.

有効ろ過圧
＝糸球体毛細血管血圧－(ボーマン嚢内圧＋血漿膠質浸透圧)

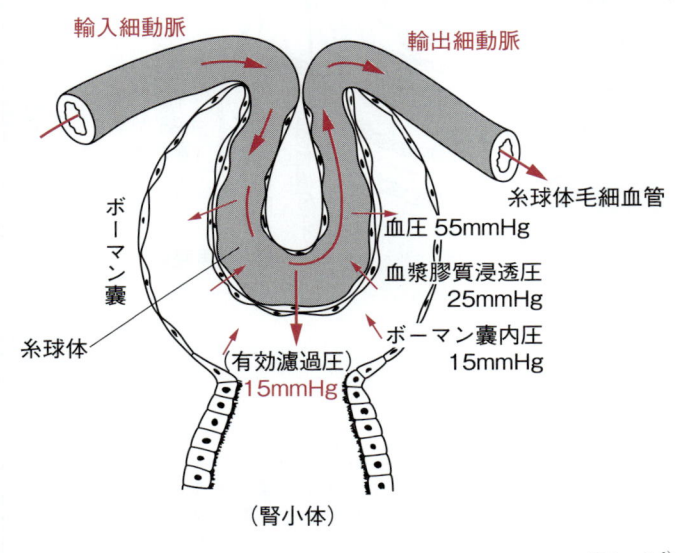

- 輸入細動脈
- 輸出細動脈
- 糸球体毛細血管
- 血圧 55mmHg
- 血漿膠質浸透圧 25mmHg
- ボーマン嚢内圧 15mmHg
- ボーマン嚢
- 糸球体
- 有効濾過圧 15mmHg

(腎小体)

(岩瀬・他[1])

SIDE MEMO 尿の性状

- 1日の尿量(成人):約1,000～1,500ml
- 成分:95%が水.残りの5%が固形物.
- 固形物の主な成分:尿素,尿酸,クレアチニン,塩素,ナトリウム,カリウム,アンモニアなど
- pH:5～7

尿細管での再吸収と分泌

原尿中に含まれる物質のうち、からだで必要な物質は尿細管で再吸収される。また、からだの中で不要になった物質を分泌する。

近位尿細管	完全再吸収 (100%)	アミノ酸, グルコース (ブドウ糖), ろ過された蛋白質
	再吸収 (70～80%)	ナトリウム, カリウム, 水, 塩素
	分泌	パラアミノ馬尿酸 (PAH), 有機塩
ヘンレのワナ	再吸収	ナトリウム, カリウム, 塩素, 水
遠位尿細管・集合管	再吸収	ナトリウム, カリウム, 水
	分泌	アンモニア, 水素イオン

SIDE MEMO **腎小体での尿の生成**

糸球体の毛細血管を通して血液中の水分, 塩分, 尿素, 尿酸, クレアチニン, アミノ酸, 糖などがボーマン嚢の中にろ過される。これを原尿といい, 左右の腎から1日約150～200*l* も生成されている。

SIDE MEMO **尿細管での再吸収と分泌**

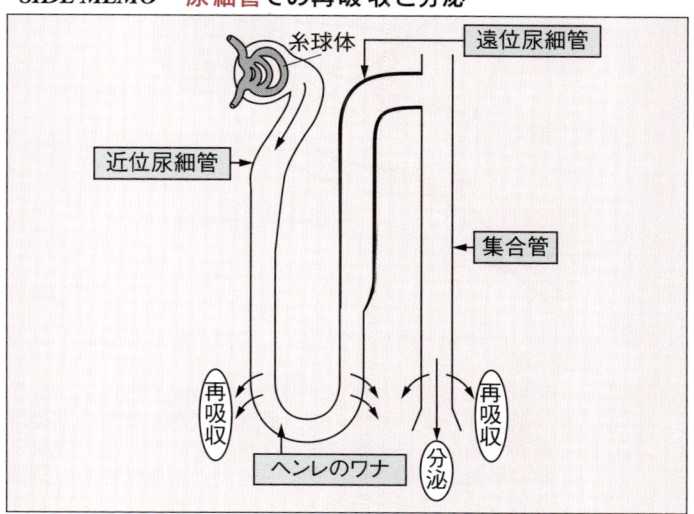

3 排尿

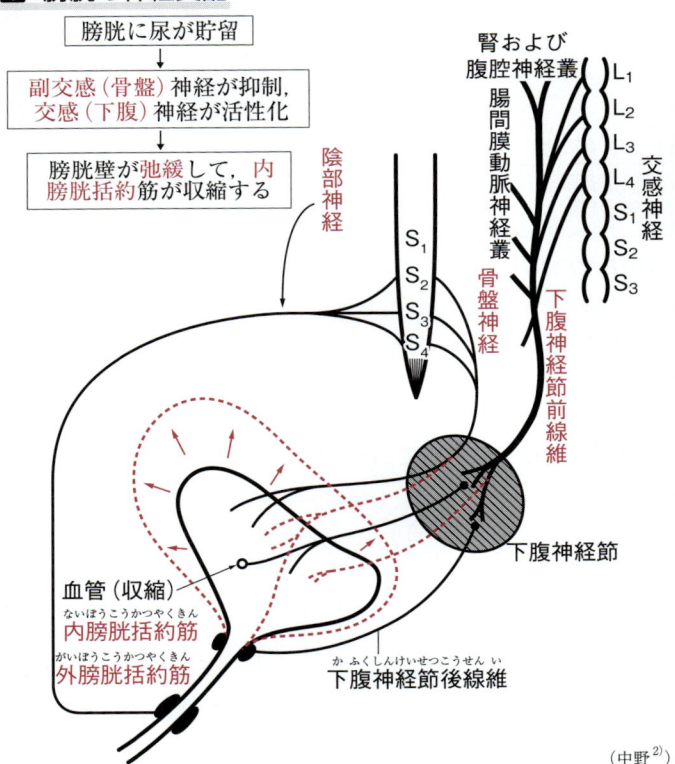

1 膀胱の神経支配

```
膀胱に尿が貯留
   ↓
副交感(骨盤)神経が抑制,
交感(下腹)神経が活性化
   ↓
膀胱壁が弛緩して,内
膀胱括約筋が収縮する
```

陰部神経
S₁ S₂ S₃ S₄
腎および腹腔神経叢
腸間膜動脈神経叢
骨盤神経
L₁ L₂ L₃ L₄ S₁ S₂ S₃ 交感神経
下腹神経節前線維
下腹神経節
血管(収縮)
内膀胱括約筋
外膀胱括約筋
下腹神経節後線維

(中野²⁾)

- **排尿**:膀胱壁の3層の平滑筋が収縮し,膀胱括約筋が弛緩すると排尿が起こる.
- **排尿反射**:膀胱内に蓄積した尿量が200〜300 m*l* くらいになると膀胱壁が伸展されるので,膀胱壁にある伸展受容器が興奮する.この興奮は排尿中枢に伝えられる.排尿中枢は膀胱を収縮させるとともに,外尿道括約筋の緊張をゆるめ,排尿を開始する.

第10章
内分泌系
ないぶんぴつけい

1. 内分泌腺 ·························· 138
2. 下垂体とホルモン ··············· 139
3. 甲状腺・上皮小体とホルモン ··· 142
4. 副腎とホルモン ··················· 144
5. 膵臓とホルモン ··················· 146
6. 性腺とホルモン ··················· 147
7. ホルモンのまとめ ··············· 149

1 内分泌腺

1 内分泌腺

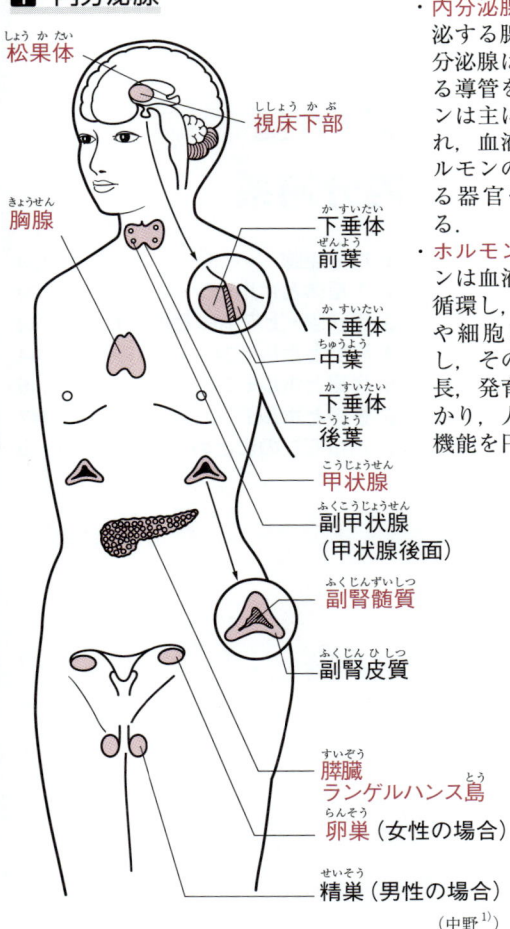

図中ラベル:
- 松果体
- 視床下部
- 胸腺
- 下垂体前葉
- 下垂体中葉
- 下垂体後葉
- 甲状腺
- 副甲状腺(甲状腺後面)
- 副腎髄質
- 副腎皮質
- 膵臓 ランゲルハンス島
- 卵巣(女性の場合)
- 精巣(男性の場合)

(中野[1])

- 内分泌腺:ホルモンを分泌する腺器官をいう.内分泌腺は分泌物を導出する導管をもたず,ホルモンは主に血液中に分泌され,血液循環を介してホルモンの作用の対象となる器官や組織に到達する.

- ホルモンの作用:ホルモンは血液に入って全身を循環し,目的とする組織や細胞に化学的に作用し,その機能,代謝,成長,発育などの調整をはかり,人体の正常な生理機能を円滑に行わせる.

2 下垂体とホルモン

1 視床下部と下垂体

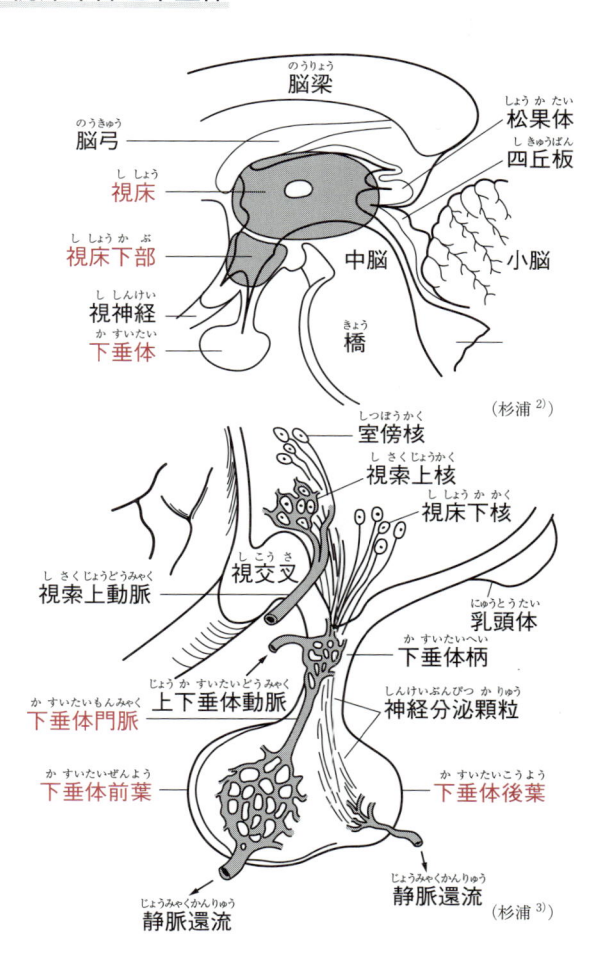

（杉浦²⁾）

（杉浦³⁾）

2 下垂体のホルモン

内分泌腺	ホルモン名	作用部位	生理作用
下垂体前葉	成長ホルモン	骨 筋 一般組織	成長促進 血糖上昇 蛋白合成促進
	甲状腺刺激ホルモン	甲状腺	甲状腺成長発育促進 サイロキシン分泌促進
	副腎皮質刺激ホルモン	副腎皮質	副腎皮質の成長発育促進 コルチコイド分泌促進
	卵胞刺激ホルモン	卵巣	卵胞の発育促進 エストロゲン分泌促進
		精巣（男性）	精子の形成促進
	黄体形成ホルモン	卵巣	排卵促進, 黄体形成促進, プロゲステロン分泌促進
		精巣（男性）	アンドロゲン分泌促進
	乳腺刺激ホルモン, プロラクチン	乳腺	乳腺発育促進 乳汁分泌促進 排卵抑制
下垂体後葉	バゾプレッシン （抗利尿ホルモン）	尿細管	水分の再吸収促進
	オキシトシン	乳腺 子宮	子宮筋の収縮促進 乳汁分泌促進

SIDE MEMO 下垂体の機能障害

- 前葉ホルモン（成長ホルモン）
    - 分泌過剰—巨人症, 末端肥大症
    - 分泌不足—小人症, シモンズ病
- 後葉ホルモン（抗利尿ホルモン）
    - 分泌不足—尿崩症

SIDE MEMO 巨人症

身長の標準値を著しく（標準偏差の3倍以上）超えた異常な高身長.

SIDE MEMO　末端肥大症

成長ホルモン分泌が思春期以降に過剰となった結果，四肢末端，顔面鼻部，頤部，眉弓部のみが肥大してくる病態．骨のみでなく間質組織も肥大し，巨舌，歯列間隙の増大，嗄声が生じる．

SIDE MEMO　小人症

一般に3SD以下の身長（成人で1m未満）の場合をいう．

SIDE MEMO　シモンズ症候群

特にやせが著明な下垂体前葉の機能不全症．

SIDE MEMO　尿崩症

下垂体後葉から分泌される抗利尿ホルモン（ADH）の欠乏により腎における尿濃縮力が低下し，尿量が1日4l以上，尿比重が1.006以下となった状態をいう．

3 甲状腺・上皮小体とホルモン

1 甲状腺

前面

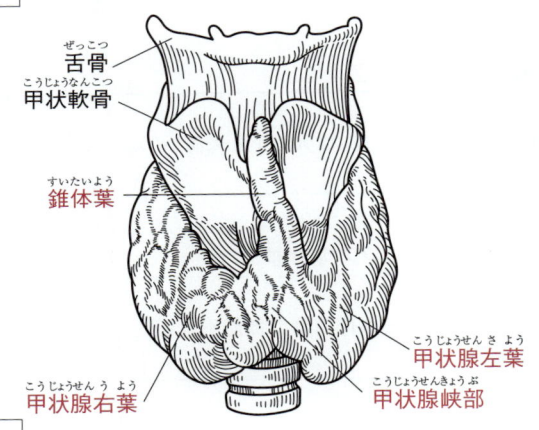

- 舌骨
- 甲状軟骨
- 錐体葉
- 甲状腺左葉
- 甲状腺右葉
- 甲状腺峡部

後面

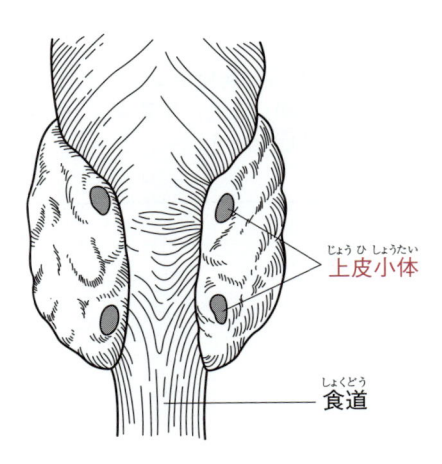

- 上皮小体
- 食道

SIDE MEMO　甲状腺

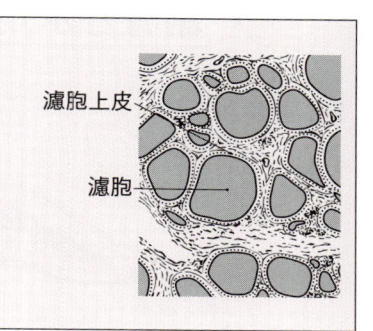

甲状腺は喉頭と気管の移行部を前方から囲むようにして位置する．甲状腺組織内に多数の濾胞細胞からなる濾胞があり，サイロキシン（チロキシン）（ヨードを含む）ホルモンを貯留する．また濾胞細胞の外側に傍濾胞細胞があり，カルシトニンを分泌する．

濾胞上皮
濾胞

SIDE MEMO　上皮小体（副甲状腺）

上皮小体は副甲状腺と呼ばれるもので，米粒大の大きさで，甲状腺の裏側に左右2個ずつ計4個ある．上皮小体から分泌されるホルモンをパラソルモンと呼ぶ．機能は甲状腺ホルモン（カルシトニン）と拮抗する．

2 甲状腺と上皮小体のホルモン

内分泌腺	ホルモン名	作用部位	生理作用
甲状腺	サイロキシン（チロキシン）	全身組織	細胞の酸素消費率促進 ・組織の分化促進 ・体熱産生促進 ・血糖値上昇促進
	カルシトニン	骨 尿細管	血中のCa濃度低下 ・骨の形成促進 ・尿細管のCa分泌促進
上皮小体	パラソルモン	骨 尿細管	血中のCa濃度を増加 ・骨のCaを血中に遊離 ・尿細管のCa再吸収促進

・甲状腺の機能障害：分泌過剰—バセドウ病，分泌不足—粘液水腫
・上皮小体の機能障害：分泌過剰—骨軟化症，分泌不足—テタニー

4 副腎とホルモン

1 副腎の構造

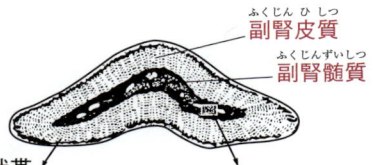

副腎皮質
副腎髄質

副腎皮質の束状帯の拡大図
副腎髄質の拡大図

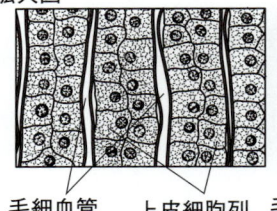

毛細血管　上皮細胞列（脂肪滴を多く含む）　毛細血管　神経節細胞　クロム親和性細胞　アドレナリンまたはノルアドレナリンを含む

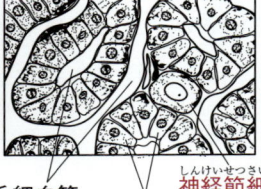

(河野・他[4])

SIDE MEMO　副腎

副腎は皮質と髄質の2つの部分からなり，両方とも内分泌器官である．

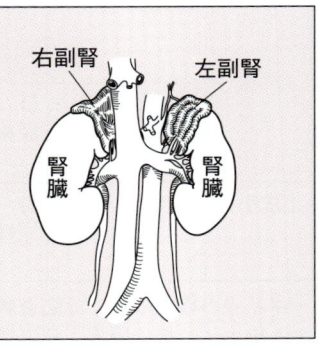

右副腎　左副腎　腎臓　腎臓

第10章　内分泌系

2 副腎とホルモン

器官	分類	由来胚葉	ホルモン総称	ホルモン	作用
副腎皮質	球状帯	中胚葉性	コルチコイド（ステロイドホルモン）	アルドステロン 鉱質コルチコイド	・遠位尿細管・集合管に作用 ・Na^+再吸収，水再吸収
	束状帯			コルチゾール 糖質コルチコイド	・糖代謝・蛋白代謝，脂肪代謝・腸管 Ca^{2+} 吸収抑制・利尿作用・胃酸分泌の促進
	網状帯			アンドロゲン（性ステロイド）	・思春期男子の二次性徴の早期発現
副腎髄質		外胚葉性	カテコールアミン	アドレナリン（80%）	・交感神経活動に類似 ・心筋収縮力増強 ・心拍数増加 ・気管支拡張 ・骨格筋や肝臓の血管拡張 ・血糖値上昇
				ノルアドレナリン（20%）	・交感神経活動に類似 ・全身血管の収縮作用 ・平滑筋の収縮作用

・アドレナリンとノルアドレナリンの比較：アドレナリン，ノルアドレナリンはいずれも副腎髄質ホルモンであり，類似した生理作用をもつが以下の生理作用が著しく目立つ．
　アドレナリン：心拍数増加，血糖値上昇作用
　ノルアドレナリン：末梢血管収縮，血圧上昇作用
・各組織・器官の胚葉由来：胚子の各胚葉は固有の分化・発育を遂げ，身体の主要な組織や器官が形づくられる．

外胚葉由来：①表層外胚葉（表皮・爪・毛・内耳，水晶体・乳腺など）
　　　　　　②神経外胚葉（脳・脊髄，脳神経，副腎髄質・網膜，松果体など）
中胚葉由来：骨・筋・結合組織，心膜・胸膜・腹膜，血管・リンパ管・血液，副腎皮質など
内胚葉由来：消化管・呼吸器・咽頭・甲状腺，上皮小体・肝臓・胆のう・膀胱など

5 膵臓とホルモン

1 膵臓のホルモン

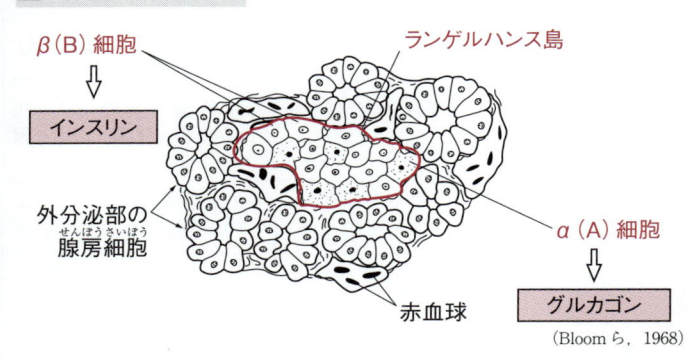

β(B)細胞 → インスリン
ランゲルハンス島
外分泌部の腺房細胞
赤血球
α(A)細胞 → グルカゴン

(Bloom ら, 1968)

器官	ホルモン	作用部位	生理作用
膵臓	インスリン	肝 筋 脂肪組織	①細胞の糖取り込み促進 ②グリコーゲンの合成促進 →血糖値低下
	グルカゴン	肝臓	グリコーゲンの分解促進 →血糖値上昇
	ソマトスタチン	膵臓	インスリン,グルカゴンの分泌抑制

- インスリンの分泌異常：インスリンの欠乏→糖尿病，インスリンの過多→低血糖症
- 糖尿病：インスリン作用不足によって生じる慢性の血中ブドウ糖濃度の上昇(高血糖)．3大合併症として網膜症，腎症，神経症がある．
- ランゲルハンス島：膵臓全体で100万個以上．直径0.1mmの細胞群．α(A)細胞(約15%)・β(B)細胞(約75%)・δ(D)細胞(約10%)で構成されている．
- ソマトスタチン：δ(D)細胞から分泌される．

6 性腺とホルモン

1 性腺とホルモン

内分泌腺		ホルモン	作用部位	生理作用
卵巣	卵胞	エストロゲン	子宮 一般組織	①女性の第二次性徴を促進 ②子宮粘膜の周期的増殖 ③乳腺の発育促進 ④排卵誘発
	黄体	プロゲステロン	子宮 乳腺	①子宮粘膜の腺分泌を高める ②排卵の抑制 ③乳腺の発育促進 ④妊娠の維持作用
精巣 (ライディッヒ細胞)		テストステロン	精巣 一般組織	①男性生殖器発育促進 ②男性の第二次性徴促進 ③精子形成促進

SIDE MEMO 性腺

性腺は精巣と卵巣を指す．精巣は精子を，卵巣は卵子をつくる他に性ホルモンを分泌する内分泌腺でもある．

SIDE MEMO 男性の第二次性徴

ひげ，声がわり，骨格・筋の男らしさなどが現れる．

SIDE MEMO 女性の第二次性徴

乳腺の発達，皮下脂肪の沈着などが発現する．

SIDE MEMO 卵胞と黄体

卵巣内で存在する細胞組織のこと．
→第11章「3-3 卵巣周期と子宮周期」(p157) 参照．

SIDE MEMO 精巣のライディッヒ細胞

ライディッヒ細胞は間質細胞のことである．

2 精細管

セルトリ細胞
精粗細胞
第一次精母細胞
第二次精母細胞
精子細胞
精子に変わりつつある
精子
ライディッヒ細胞
毛細血管
精巣　精細管

(河野・他[5])

第10章　内分泌系

7 ホルモンのまとめ

1 内分泌腺とホルモンの主な作用

内分泌腺	ホルモン名	作用部位	生理作用
下垂体前葉	成長ホルモン	骨，筋，一般組織	成長促進 血糖上昇 蛋白合成促進
	甲状腺刺激ホルモン	甲状腺	甲状腺機能促進 サイロキシン分泌促進
	副腎皮質刺激ホルモン	副腎皮質	副腎皮質機能促進 コルチコイド分泌促進
	卵胞刺激ホルモン	卵巣（女性）	卵胞の発育促進 エストロゲン分泌促進
		精巣（男性）	精子の形成促進
	黄体形成ホルモン	卵巣（女性）	黄体形成促進 プロゲステロン分泌促進
		精巣（男性）	アンドロゲン分泌促進
	乳腺刺激ホルモン プロラクチン	乳腺	乳腺発育促進 乳汁分泌促進 排卵抑制
下垂体後葉	バゾプレッシン (抗利尿ホルモン)	尿細管	水分の再吸収促進
	オキシトシン	乳腺 子宮	子宮筋の収縮促進 乳汁分泌促進

（次頁につづく）

内分泌腺	ホルモン名	作用部位	生理作用
甲状腺	サイロキシン	全身組織	細胞の酸素消費率促進 ・組織の分化促進 ・体熱産生促進 ・血糖値上昇促進
甲状腺	カルシトニン	骨 尿細管	血中のCa濃度低下 ・骨の形成促進 ・尿細管のCa分泌促進
上皮小体（副甲状腺）	パラソルモン	骨 尿細管	血中のCa濃度を増加 ・骨のCaを血中に遊離 ・尿細管のCa再吸収促進
膵臓	インスリン	肝 筋 脂肪組織	①細胞の糖とり込み促進 ②グリコーゲンの合成促進 　→血糖値低下
膵臓	グルカゴン	肝臓	グリコーゲンの分解促進 　→血糖値上昇
副腎皮質	アルドステロン (電解質コルチコイド)	尿細管	Kの排泄 Na，水の再吸収促進
副腎皮質	糖質コルチコイド	肝臓 一般組織	①血糖値上昇 ②抗炎症作用 ③抗ストレス作用
副腎髄質	アドレナリン ノルアドレナリン	循環器系 呼吸器系 消化器系 泌尿器系 筋 一般組織	①交感神経作用と同じ ②血糖値上昇
卵巣 卵胞	エストロゲン	子宮 一般組織	①女性第二次性徴を促進 ②卵胞の発育促進
卵巣 黄体	プロゲステロン	子宮 乳腺	①子宮粘膜の増殖分泌促進 ②排卵の抑制 ③乳腺の発育促進
精巣（ライデッヒ細胞）	テストステロン	精巣 一般組織	①男性生殖器発育促進 ②男性の第二次性徴促進 ③精子形成促進

第11章
生殖器系

1. 性分化 ………… 152
2. 男性生殖器 …… 154
3. 女性生殖器 …… 156
4. 受精と妊娠 …… 158

1 性分化

1 性分化のしくみ

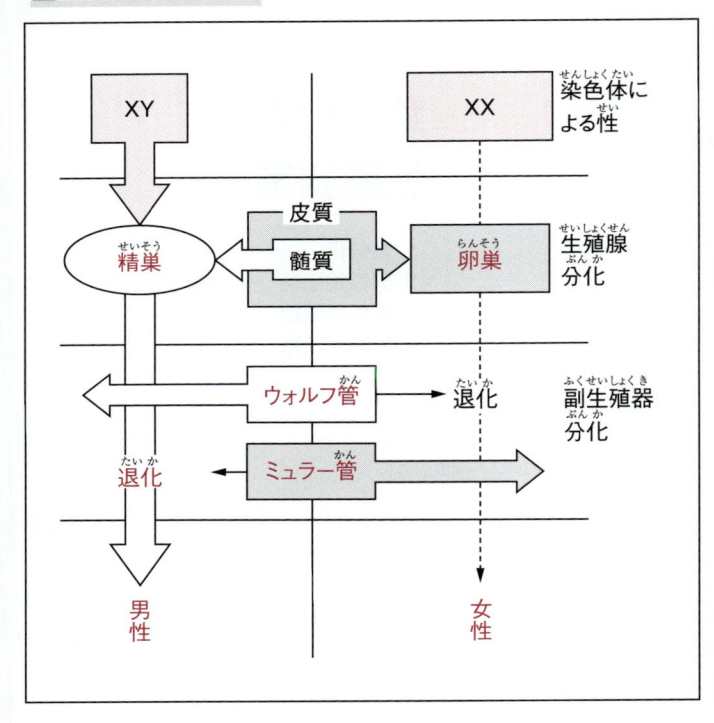

```
XY                          XX          染色体による性

         皮質
  精巣  ←──→  卵巣           生殖腺分化
         髄質

  ← ウォルフ管  → 退化         副生殖器分化

  退化  ← ミュラー管 →

  男性                        女性
```

SIDE MEMO　性分化

個体発生のごく初期には，生殖腺や副生殖器の原基は染色体の組み合わせに関係なく，男・女どちらの方向にも分化できる能力をもっている．したがって，遺伝的染色体による性の決定に次いで生殖腺の性分化，副生殖器の性分化，脳の性分化，身体の性分化が必要である．

2 生殖腺の分化

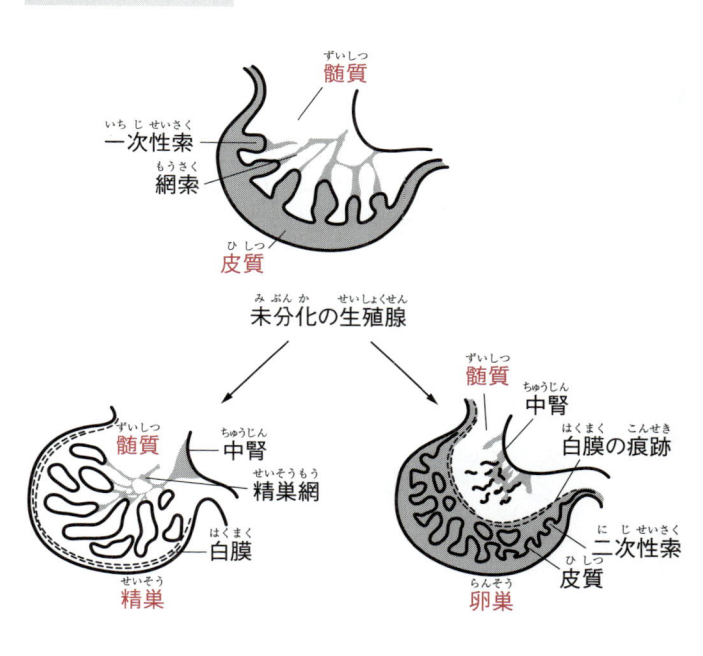

未分化の生殖腺
- 髄質
- 一次性索
- 網索
- 皮質

精巣
- 髄質
- 中腎
- 精巣網
- 白膜

卵巣
- 髄質
- 中腎
- 白膜の痕跡
- 二次性索
- 皮質

髄質から精巣が発生し，皮質から卵巣が発生する

(貴邑・他[1])

2 男性生殖器

1 男性生殖器

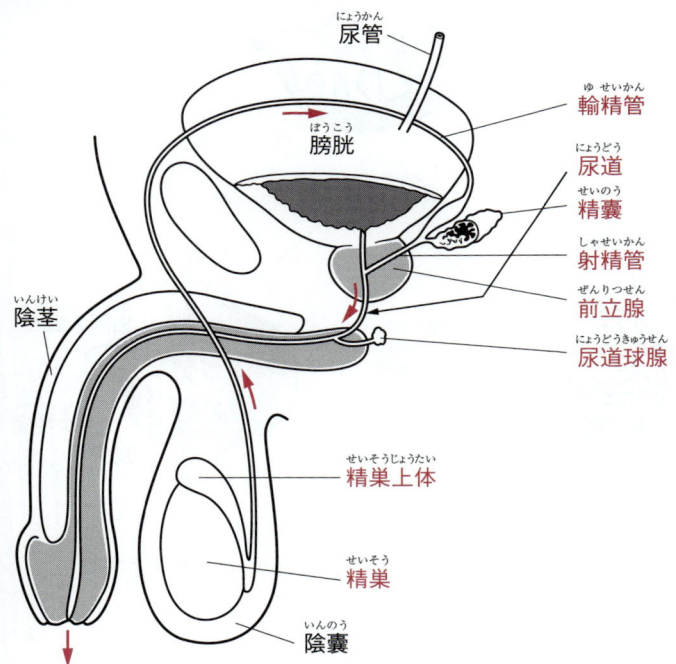

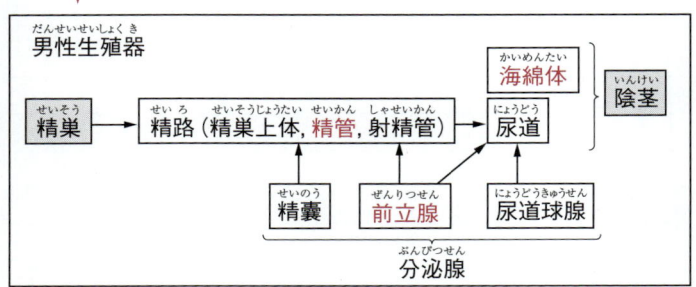

- 尿管
- 膀胱
- 輸精管
- 尿道
- 精嚢
- 射精管
- 前立腺
- 尿道球腺
- 陰茎
- 精巣上体
- 精巣
- 陰嚢

```
男性生殖器
  精巣 → 精路（精巣上体, 精管, 射精管）→ 尿道 → 海綿体 ─ 陰茎
                  ↑         ↑        ↑
                精嚢      前立腺   尿道球腺
                    ─── 分泌腺 ───
```

第 11 章 生殖器系

154

263-01478

2 精細管での精子産生

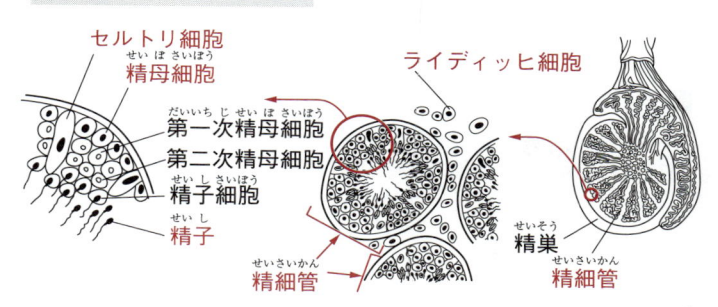

図中ラベル: セルトリ細胞／精母細胞／第一次精母細胞／第二次精母細胞／精子細胞／精子／精細管／ライディッヒ細胞／精巣／精細管

(河野[2])

SIDE MEMO 男性生殖器

精子通路器官	生殖付属器官
①精巣 　（左右1個各10g, 左側低位） ②精巣上体 ③精管（40cm） ④陰茎（交接器）	①精嚢 ②前立腺 ③尿道球腺

SIDE MEMO 精巣

①精子をつくる器官
・精巣内に精細管があり，精子をつくる〔精細管（内径0.2mm，長さ約80cm）〕．
②男性ホルモン（テストステロン）の（ライディッヒ細胞から）分泌

SIDE MEMO 前立腺

中央を尿道が左右から射精管が貫く．乳白色のアルカリ性液を分泌する．精子の運動を促進する．高年期でよく良性肥大を起こし（前立腺肥大症），尿の排泄が困難になる．

SIDE MEMO 精子形成

精子は精巣の中の精細管でつくられる．
精祖細胞→第一次精母細胞→第二次精母細胞→精子細胞→精子という順に分化する．

3 女性生殖器

1 女性生殖器

①卵巣〔卵子の産生，女性ホルモン(エストロゲン・プロゲステロン)の分泌〕，②卵管，③子宮，④膣

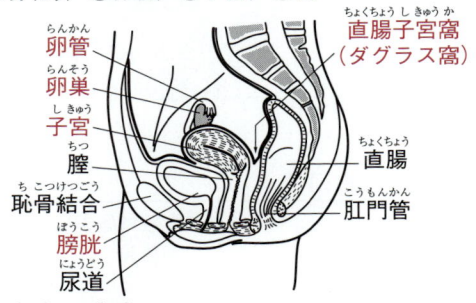

図中ラベル：
- 卵管
- 卵巣
- 子宮
- 膣
- 恥骨結合
- 膀胱
- 尿道
- 直腸子宮窩（ダグラス窩）
- 直腸
- 肛門管

2 卵子形成の過程

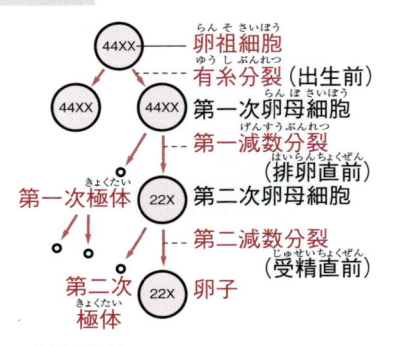

- 卵祖細胞 (44XX)
- 有糸分裂（出生前）
- 第一次卵母細胞 (44XX)
- 第一減数分裂（排卵直前）
- 第一次極体
- 第二次卵母細胞 (22X)
- 第二減数分裂（受精直前）
- 第二次極体
- 卵子 (22X)

SIDE MEMO 卵子形成

成熟した卵巣の原始生殖細胞が分裂を繰り返して，卵祖細胞から直径約120〜150μmの第一次卵母細胞1個が形成される．それが2回の減数分裂を経て，受精能力をもつ1個の卵子と受精能力のない3個の極体を生じる．ヒトの受精前の卵子は(22 + X)の染色体である．

3 卵巣周期と子宮周期

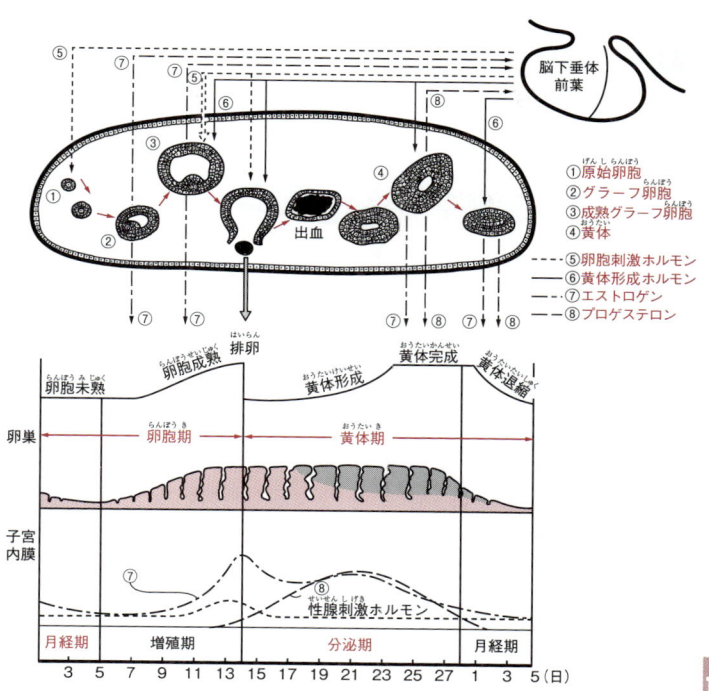

①原始卵胞
②グラーフ卵胞
③成熟グラーフ卵胞
④黄体
----- ⑤卵胞刺激ホルモン
―― ⑥黄体形成ホルモン
――-⑦エストロゲン
―-―⑧プロゲステロン

(中野[3])

●卵巣周期
1つの卵胞の成熟，排卵，黄体形成，白体化という変化は約28日の期間で起こる．この変化の期間が終わると，別の卵胞に同様の変化が起こる．この卵胞が変化する約13日の周期を卵巣周期という．

●子宮内膜周期
卵巣周期に伴って，卵胞ホルモンであるエストロゲン・黄体ホルモンであるプロゲステロンの分泌が子宮内膜の周期的な変化を引き起こす．

3 女性生殖器

4 受精と妊娠

1 受精から着床まで

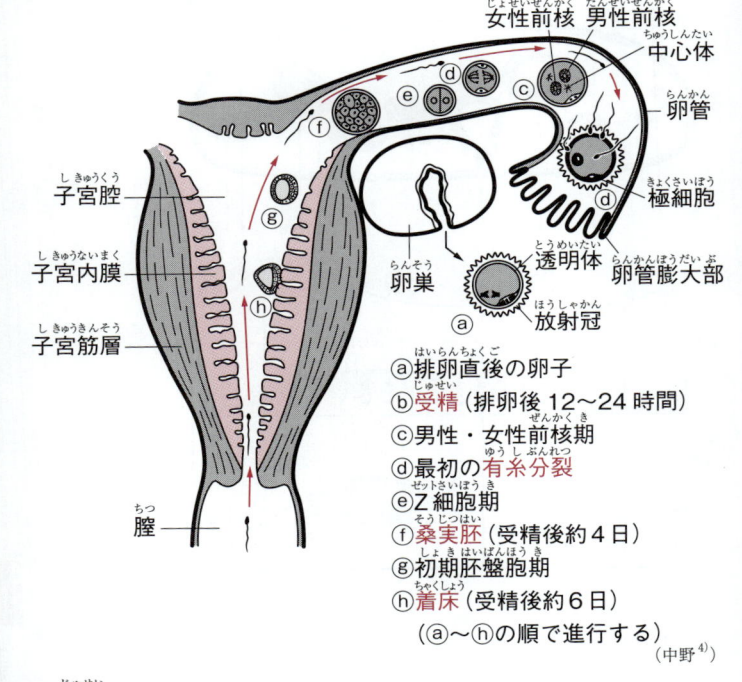

ⓐ 排卵直後の卵子
ⓑ 受精（排卵後12〜24時間）
ⓒ 男性・女性前核期
ⓓ 最初の有糸分裂
ⓔ 2細胞期
ⓕ 桑実胚（受精約4日）
ⓖ 初期胚盤胞期
ⓗ 着床（受精後約6日）
（ⓐ〜ⓗの順で進行する）

（中野 4)）

● 受精
排卵された卵子が卵管膨大部で精子と接合し，最初の体細胞ができること

● 着床
受精卵が細胞分裂を繰り返しながら卵管を子宮内まで下がり，子宮内膜に定着すること

● 妊娠
着床した受精卵が母体内で発育を続ける状態．着床前の月経開始日から約280日が正常妊娠期間である．

第11章 生殖器系

2 胎盤の構造と機能

胎盤

着床した受精卵は子宮内膜の間質に絨毛を形成し，内膜の血管と連絡し，胎盤となる．やがて胞胚→胎芽→胎児と発育し，分娩される．

胎盤の構造

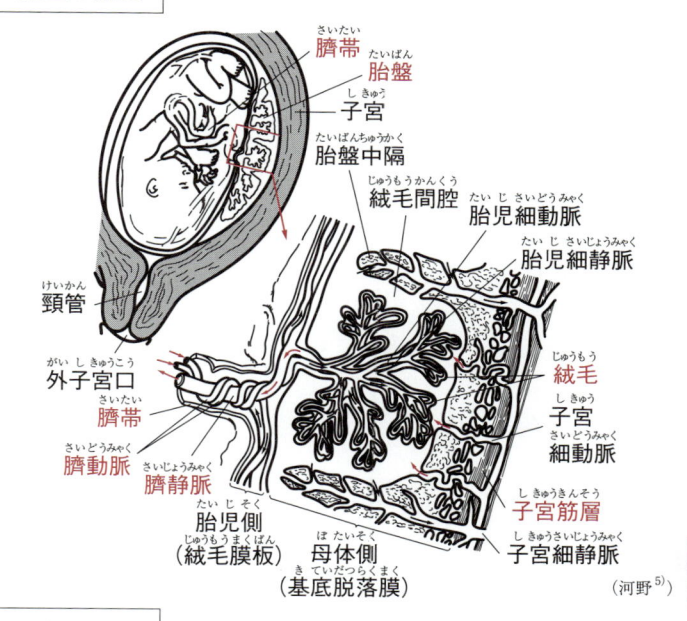

臍帯／胎盤／子宮／胎盤中隔／絨毛間腔／胎児細動脈／胎児細静脈／頸管／外子宮口／臍帯／臍動脈／臍静脈／絨毛／子宮細動脈／子宮筋層／胎児側（絨毛膜板）／母体側（基底脱落膜）／子宮細静脈

(河野[5])

胎盤の機能

・母体と胎児の間の物質交換

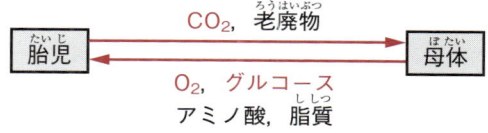

胎児 ⇄ 母体
- 胎児→母体：CO_2，老廃物
- 母体→胎児：O_2，グルコース，アミノ酸，脂質

・胎盤ホルモン産生
ヒト絨毛性ゴナドトロピン，ヒト絨毛性ソマトマモトロピン，プロゲステロン，エストロゲンなどを分泌

第12章
栄養と代謝

1. 栄養素 ・・・・・・・・・・・・・・・・・・・・・・・・ 162
2. 代謝 ・・・・・・・・・・・・・・・・・・・・・・・・・・ 167
3. 糖質代謝 ・・・・・・・・・・・・・・・・・・・・・・ 167
4. 脂質代謝 ・・・・・・・・・・・・・・・・・・・・・・ 169
5. 蛋白質代謝 ・・・・・・・・・・・・・・・・・・・・ 170
6. エネルギー代謝と基礎代謝 ・・・ 171
7. 体温調節 ・・・・・・・・・・・・・・・・・・・・・・ 173

1 栄養素

1 糖質

特徴

1. 非常に酸化しやすく,エネルギー産生の上で最も効率のよい栄養素.
2. 肝臓,筋肉にグリコーゲンとして,平均的 $200 \sim 300\,g$ 貯蔵される.
3. 過剰摂取分は脂肪に変換・貯蔵される.
4. 全血液中にはブドウ糖として約 $20\,g$ 存在する.

糖質の分類

糖質	単糖類 (六炭糖)	ブドウ糖 果糖 ガラクトース
	二糖類 ※単糖+単糖	麦芽糖:(ブドウ糖+ブドウ糖) ショ糖:(ブドウ糖+果糖) 乳糖 :(ブドウ糖+ガラクトース)
	多糖類 ※多数の単糖の集合	グルコース デンプン セルロース イヌリン ペクチン ヘパリン

2 脂質

特徴

1. 体内に貯蔵される.
   貯蔵量　正常:男性15%以内,女性20%以内
   　　　　肥満:男性25%以上,女性30%以上
2. エネルギー源になる.
   糖質エネルギー,蛋白質エネルギーの約2倍のカロリーをもつ.

脂質の分類

脂質	単純脂質	中性脂肪…（トリグリセリド：グリセロール＋脂肪酸） 脂肪酸 　[飽和脂肪酸] 　　融点が高い，室温で固形状，動物性脂肪に多く， 　　コレステロールに変化しやすい． 　[不飽和脂肪酸] 　　融点が低い，室温で液状となる植物性脂肪に多い． 　　・必須脂肪酸 　　　リノール酸，リノレン酸，アラキドン酸 　　　　→生体内合成に不可欠 　　・それ以外の不飽和脂肪酸 　　　オレイン酸，エイコサペンタエン酸（EPA）， 　　　ドコサヘキサエン酸（DHA）
	複合脂質	レシチン（リン脂質） セファリン スフィンゴミエリン 糖脂質 蛋白脂質（リポ蛋白）

3 蛋白質

特徴

1. 蛋白質はアミノ酸が鎖状につながった巨大分子で，分子量は数千〜数百万以上ある．
2. アミノ酸は生物体の構成要素である．
3. 人体固形（細胞から水を除いた乾燥重量）成分の約50％以上で，大部分は筋肉を構成する．
4. アミノ酸はアミノ酸基とカルボキシル基をもつ化合物である．
5. アミノ酸が水1分子（H_2O）を失ってつくる結合をペプチド結合という．
6. 蛋白質の種類は無数である．
7. 糖質，脂質が不足する際の最後のエネルギー源である．

1 栄養素

蛋白質の分類

蛋白質	単純蛋白質	※アミノ酸のみの構成 ・アルブミン・グロブリン・フィブリン・ケラチン・コラーゲン・エラスチン，ミオシン（筋肉内），アクチン（筋肉内）
	複合蛋白質	※アミノ酸＋他物質結合 色素蛋白（ヘモグロビン，ミオグロビン，チトクロームC） 糖蛋白（ムチン，ヒアルロン酸） 脂質蛋白（リポ蛋白：脳，神経，血漿内）

アミノ酸の分類

アミノ酸	塩基性アミノ酸		リジン，ヒスチジン，アルギニン
	中性 （無荷電極性） アミノ酸	水溶性	スレオニン，セリン，アスパラギン，グルタミン
		疎水性	バリン，ロイシン，イソロイシン，メチオニン，フェニルアラニン，トリプトファン，アラニン
	酸性アミノ酸		アスパラギン酸，グルタミン酸
特殊アミノ酸			側鎖（－SH基）：システイン 側鎖（HI分子）：グリシン 側鎖（特殊環状構造）：プロリン

SIDE MEMO 必須アミノ酸

成人では8種類ある．
バリン，ロイシン，イソロイシン，リジン，メチオニン，スレオニン，トリプトファン，フェニルアラニンである．

4 ビタミン

特徴

1. 生体内で合成されないため，体外から摂取する．
2. エネルギー源にならない．
3. 代謝化学反応の調節のための有機物質である．
4. 種類は約20種類である．

ビタミンの分類

	名称	生理作用	欠乏症
水溶性ビタミン	ビタミンB₁	抗神経炎因子 炭水化物の代謝	脚気,多発性神経炎,浮腫
	ビタミンB₂	成長促進因子 アミノ酸,脂質,炭水化物の代謝	口唇炎,口角炎,角膜炎
	ナイアシン	抗ペラグラ因子	ペラグラ,口舌炎,皮膚炎
	ビタミンB₆	抗皮膚炎因子	成長が止まる,痙攣,浮腫
	ビタミンB₁₂	抗悪性貧血因子, アミノ酸代謝	悪性貧血
	葉酸	抗貧血因子 血球の再生	大赤血球性貧血,出血傾向
	パントテン酸	抗皮膚炎因子,脂質代謝, 炭水化物代謝,蛋白質代謝	足の痛み,めまい,悪心,動悸,頭痛,手の麻痺,痙攣
	ビタミンC	抗壊血病因子 アミノ酸,ステロイドの生成	壊血病,皮下出血,骨形成不全,成長不良
脂溶性ビタミン	ビタミンA, カロチン	抗眼疾性因子 上皮保護因子	成長が止まる,骨,歯の発育不全,夜盲
	ビタミンD	抗くる病因子 ※紫外線に当たると皮膚にでき,主に肝臓に貯えられる. 正常な骨の発育,Ca,Pの吸収	くる病(小児) 骨軟化症,骨粗鬆症
	ビタミンE	抗不妊因子 ビタミンAやカロチン酸化防止	不妊,流産,腱反射消失など
	ビタミンK	抗出血因子	新生児の出血性疾患

5 無機物質

特徴

1. 生体元素は約30種類存在する.
2. C(炭素),H(水素),O(酸素),N(窒素)は有機物質の構成成分である.
3. その他の元素はミネラルとも呼ばれている.
4. 生体内に存在する無機物質の中で一番多いのはCa(カルシウム),P(リン),K(カリウム),Na(ナトリウム),Cl(塩素)である.

無機質の分類

名称	生理作用	欠乏症
カルシウム (Ca)	骨・歯の生成, 細胞の情報伝達, 血液の凝固作用, 心筋の収縮作用, 筋肉の興奮性抑制, 神経感受性鎮静	発育不全, 神経過敏
リン (P)	骨・歯生成. 酸アルカリを中和する. 糖質代謝を円滑化. ATPなど高エネルギーリン酸化合物をつくり, エネルギーを貯える.	骨軟化, 歯の弱化
鉄 (Fe)	酸素の運搬. 血中の酸素を細胞に取り入れる. 酸素の活性化. 栄養素の燃焼に役立つ.	貧血, 疲れやすい, 発育不全
ナトリウム (Na)	筋肉・神経の興奮性を弱める. 細胞外液の浸透圧保持. ブドウ糖などの腸管吸収. カルシウムなどの細胞膜浸透に関与	胃酸分泌低下, 食欲減退, 倦怠, 精神不安, めまい, 無欲, 失神
カリウム (K)	心臓機能・筋肉機能の調節. 細胞内液の浸透圧の調節. 細胞の電位を設定.	筋無力症または麻痺状態, 腸閉塞症, 知覚鈍麻, 反射の低下
ヨード (I)	成長期にある者の発育を促進する. 成人では基礎代謝をさかんにする.	甲状腺腫を起こす. 肥満. 疲労. 新陳代謝低下. 発育不全
亜鉛 (Zn)	核酸, 蛋白質の合成	成長不良, 皮膚障害, 味覚障害
セレニウム (Se)	抗酸化作用	成長不全
イオウ (S)	解毒	
モリブデン (Mo)	肝キサンチンオキシダーゼの成分	成長遅延
マグネシウム (Mg)	刺激による筋肉の興奮性を高める 刺激による神経の興奮性を低める 酸素活性化	心悸亢進, 神経興奮
マンガン (Mn)	骨・肝臓の酵素作用を活性化する 骨生成を促進する	骨発育低下, 生殖能力低下, 運動失調
銅 (Cu)	鉄の吸収を助ける	貧血, 骨折・変形
コバルト (Co)	赤血球・血色素の生成に関係	貧血
塩素 (Cl)	胃液のHClの成分	低塩素性アルカローシス

2 代謝

1 代謝

代謝とは

- 身体内のすべての物質変化を指す.
- 食物栄養素の消化, 吸収, 化学反応によるエネルギー産生に利用され, 最終的に分解産物として生体外に排泄される過程をいう.

代謝の分類

代謝	異化作用	1. 体内組織や細胞で栄養素を燃焼する→ CO_2, H_2O, 尿素, 最終産物に分解する→自由エネルギーを産生して生体機能のために使用する過程, 2. ATP合成過程, 3. ATPの加水分解によるエネルギー放出過程
	同化作用	栄養素の分解産物を材料にして, 身体の細胞・組織をつくり上げること. 小分子物質から高分子物質をつくり上げる過程

- ATP：アデノシン三リン酸ともいう. このエネルギーは生合成, 能動輸送, 筋収縮, などの多彩な生体機能仕事に用いられる.

3 糖質代謝

1 ブドウ糖の分解

無機的過程（解糖）

- グリコーゲンやブドウ糖（グルコース）が分解され, ピルビン酸となり, 乳酸を生成する.
- 酸素が供給されない分解.
- 解糖：1分子のブドウ糖が2分子の乳酸に分解する, 一連の化学反応を解糖という.

有機的過程

- 解糖で生じたピルビン酸がアセチルCoAとともにTCA回路（サイクル）に入る. ピルビン酸は酸化され, 3分子の炭酸ガスと2分子の水に酸化される.
- 酸素が供給される分解

※ CoA＝コリンエステラーゼ

糖質代謝の概要

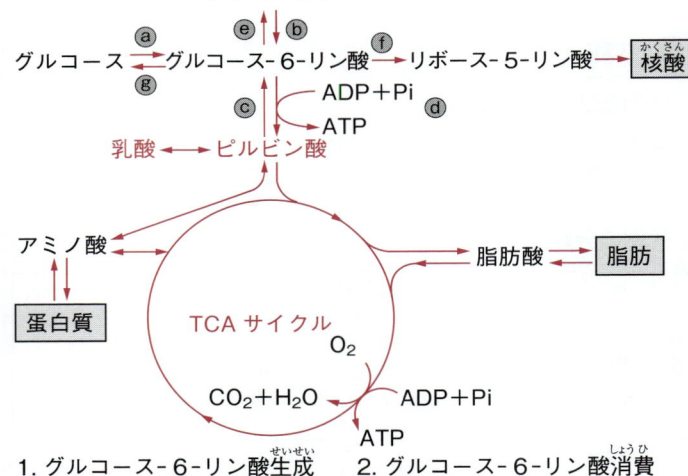

```
                    グリコーゲン
                   ⓐ  ⓔ↓↑ⓑ      ⓕ
グルコース ⇄ グルコース-6-リン酸 → リボース-5-リン酸 → 核酸
           ⓖ       ↓↑ ADP+Pi  ⓓ
                   ⓒ  ATP
    乳酸 ⇆ ピルビン酸
              ↓↑
アミノ酸 →    ↓
   ↑     TCAサイクル       ← 脂肪酸 ← 脂肪
 蛋白質         O₂
          CO₂+H₂O ← ADP+Pi
                    ATP
```

1. グルコース-6-リン酸生成
   - ⓐ ヘキソキナーゼ
     (グルコキナーゼ-肝臓)
   - ⓑ グリコーゲン分解
   - ⓒ 糖新生

2. グルコース-6-リン酸消費
   - ⓓ 解糖→TCA回路
   - ⓔ グリコーゲン合成
   - ⓕ 五炭糖リン酸経路
   - ⓖ グルコース-6-ホスファターゼ
     (肝臓と腎臓)

・TCA回路(サイクル):クエン酸回路(サイクル),クレブスの回路(サイクル)ともいう.

2 糖質合成

・ブドウ糖→グリコーゲンに合成され,肝臓や筋肉内に貯蔵される.
・糖原分解:生体細胞内のブドウ糖が不足すると肝臓に貯蔵されたグリコーゲンをブドウ糖に分解し,血中ブドウ糖を補給する.
・糖新生:肝貯蔵グリコーゲンの不足→脂肪,蛋白質を分解→ブドウ糖合成→グリコーゲン合成
・糖質の合成:ブドウ糖は身体の細胞においてATP産生に利用されるが,一部はグリコーゲンに合成され,肝臓や筋肉に貯蔵される.

3 糖質から脂肪への変換

・多量ブドウ糖摂取→エネルギー産生利用外の余分なブドウ糖→脂質合成→体内貯蔵

4 脂質代謝

1 脂質代謝の過程

- 食物脂質→リパーゼで消化・分解→脂肪酸＋グリセロール→小腸の粘膜上皮細胞に吸収→中性脂肪に再合成→カイロミクロン→大循環系→全身細胞→細胞膜・細胞内

グリセロール分解

- グリセロール→リン酸化→αグリセロリン酸→グリセロアルデヒド三リン酸→ピルビン酸→クエン酸回路→ATP産生→CO_2・H_2O

脂肪酸の分解

- 脂肪酸→β-酸化系→脂肪酸アシルCoA →アセチルCoAに完全分解
   ↓   β-酸化繰り返し
   アセチルCoA分離
   （炭素2つ減少）

※アセチルCoA（コリンエステラーゼ）はクエン酸回路に入り代謝される．

SIDE MEMO　β-酸化

脂肪酸はミトコンドリアに存在するβ-酸化系で酸化され，最終的に炭酸ガス（CO_2）と水（H_2O）になる．その過程でATPを産生する．

ケトン体生成

- ケトン体（アセトン体）
  ＝（アセト酢酸），アセトン，βヒドロキシ酪酸
- ケトーシスとは，血中ケトン体が増加状態．
  →尿中ケトン体出現→体液の酸性化→酸性症

5 蛋白質代謝

1 蛋白質代謝の過程

蛋白質 ──→ アミノ酸 ──→ 小腸粘膜上皮細胞 ──→ 門脈
　　（分解）　（吸収）

──→ 肝臓 ──→ 全身組織（アミノ酸プール）──→ 蛋白に合成

2 蛋白質代謝

- アミノ基転移反応：体内アミノ酸を再利用する機構
- 酸化的脱アミノ基反応と尿素サイクル：アミノ酸が酸化脱水されてアミノ酸からアンモニアを生成し，アミノ基を切り離す化学反応
- 尿素回路：主として肝臓で行われ，アンモニアから尿素を生成

SIDE MEMO　アンモニアの分離

アンモニア NH_3 の分離
　↓
　肝臓（尿素サイクル）
　↓
　尿素
　↓
尿中排泄

酸化的脱アミノ基反応によりアミノ酸から切り離されたアミノ基は，半分が直接またはグルタミン酸を経てアンモニアとなり，半分はグルタミン酸を経てアスパラギン酸となる．アンモニアとアスパラギン酸の窒素は肝臓にある尿素サイクルまたはオルニチンサイクルと呼ばれる代謝系で尿素に合成され，腎臓より排泄される．アミノ酸が代謝されると，必然的に生じる細胞毒が尿素となって解毒される．

6 エネルギー代謝と基礎代謝

1 エネルギー代謝

- エネルギー代謝とは
    食物栄養素の分解・吸収・代謝により発生したエネルギーの化学処理方法のこと．
    - 熱エネルギー→体温保持代謝．
    - 仕事エネルギー→運動代謝．
    - 貯蔵エネルギー→体内蓄積代謝．

a. 食物燃料測定〔ルブナー係数（燃焼時発生熱量/栄養素1g）〕
- 糖質 ：4.1kcal
- 蛋白質：4.1kcal
- 脂質 ：9.3kcal

b. エネルギー代謝量測定
直接法（体外放散熱量の測定）→呼吸熱量
間接法〔消費（O_2），排出（CO_2），尿中窒素量から計算〕
→閉鎖式呼吸計

c. エネルギー代謝率（RMR）
- ある仕事が基礎代謝量に対して何パーセントの代謝亢進をきたすかを示す数値．個人の年齢や性，体格には関係なく，仕事や運動の種類に対して一定の値になる．運動強度を示す指標である．

$$RMR = \frac{作業時消費エネルギー - 安静時消費エネルギー}{基礎代謝量} \times 100$$

d. メッツ（METS）
作業や運動時のエネルギー消費量と安静時エネルギー消費量の比を表す値．
METS = (RMR ÷ 1.2) + 1
$$METS = \frac{作業時代謝量}{安静時代謝量}$$

2 基礎代謝 (basal metabolism, BM)

基礎代謝とは……
- 目覚めた状態で安静に横たわっているときに必要な最小限のエネルギー代謝
- 睡眠中のエネルギー代謝は基礎代謝より低下する

- 日本人基礎代謝量/1日
    成人男性   1,300〜1,600 kcal
    成人女性   1,100〜1,200 kcal
    単位時間当たりの基礎代謝量は同性・同年齢なら体表面積や体重に比例する.

SIDE MEMO 呼吸商 (RO)

単位時間内に排出された CO_2 と消費された O_2 の比 (CO_2/O_2)

糖質 1.0
脂質 0.7
蛋白質 0.8

SIDE MEMO アトウォーター係数

栄養素が燃料により1g当りに発生する熱量の測定の1つ. 摂取した栄養素がすべて燃焼するとは限らないことを考慮して, 1gあたりのkcal数を糖質:蛋白質:脂肪 = 4:4:9として摂取し, 栄養素の熱量を計算した係数.

SIDE MEMO 基礎代謝量に影響を及ぼす因子

- **環境温度**:寒冷に適応した人は普通の人より基礎代謝量が高い. 冬高く, 夏低い.
- **性**:男性は女性より基礎代謝量が高い.
- **年齢**:乳児期, 思春期に基礎代謝量が高い.
- **栄養状態**:餓死により低下し, 過食で基礎代謝量が上昇する.
- **ホルモン**:甲状腺ホルモン, 副腎皮質・髄質ホルモンにより基礎代謝量が上昇する.

7 体温調節

1 ヒトの体温

- ヒトは恒温（温血）動物であり，環境温度が変化しても身体の中心の温度は36〜38℃に保持されている．恒温（温血）動物は外界環境温度よりも高い体温を維持している．
- 熱産生の因子：①基礎代謝，②筋肉運動（震え），③甲状腺ホルモン（チロキシン，トリヨードチロニン），④交感神経ホルモン（アドレナリン，ノルアドレナリン），⑤体温そのものの温度による代謝の調節作用

2 体温の変化

概日リズム/circadian rhythm（サーカディアン・リズム）

1日ごとの規則的変動
AM6時ごろ：最低体温　　PM3〜4時ごろ：最高体温

概日リズム（正常成人女性のみ）

- 二相性基礎体温である

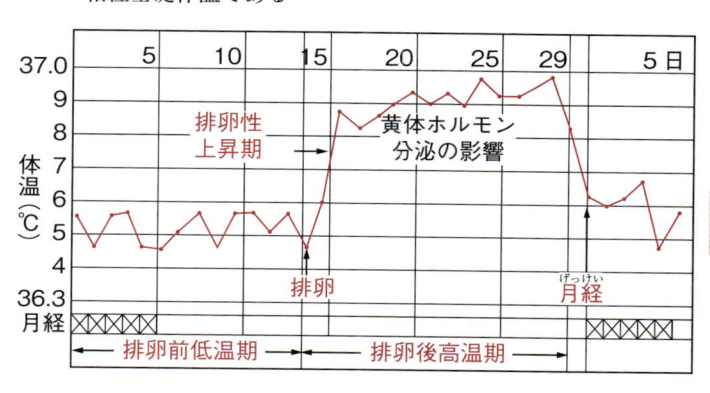

（グラフ：排卵前低温期／排卵後高温期，排卵性上昇期，排卵，黄体ホルモン分泌の影響，月経）

- 二相性基礎体温：卵巣での卵巣周期に従って，基礎体温が周期的に二相性に変化すること．卵胞ホルモン期は低体温期，黄体ホルモン期は高温期となる．

3 産熱と放熱

産熱

- 代謝エネルギーの75％以上が体熱となり，体温維持に働く．

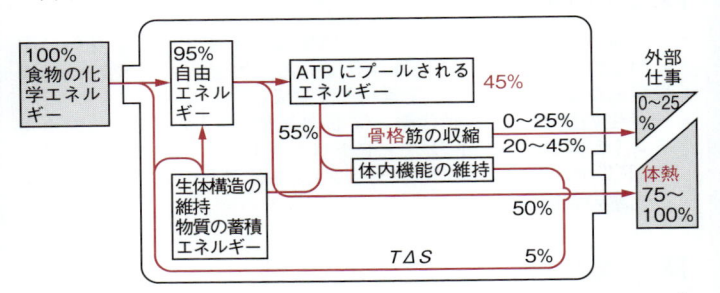

```
100%食物の化学エネルギー → 95%自由エネルギー → ATPにプールされるエネルギー 45%
                                                ↓ 0〜25%  → 骨格筋の収縮 → 外部仕事 0〜25%
                                                ↓ 20〜45% → 体内機能の維持
                        → 55% 生体構造の維持 物質の蓄積エネルギー → 50%
                                                TΔS         5%
                                                           → 体熱 75〜100%
```

(黒島[1])

放熱の種類

輻射熱	・電磁波，主に赤外線として，熱を放散
伝導熱	・熱が直接接している物体へ移動していくこと
対流熱	・体表に接している空気が熱の伝導で暖まり，上昇し，温度の低い空気と置きかわって空気の流れが生じること
蒸発熱	・0.585kcal/水1gの気化潜熱 ・不感蒸泄…皮膚の表面の湿潤さを維持するため，皮下より水分がしみ出しており，この水分が蒸発すること．体温調節とは直接関係ない 　　皮膚表面：500〜700ml/日 　　気　道：150〜450ml/日
発汗	・外気温が高いと皮膚の汗腺から汗を分泌させ，その水分が蒸発する．水分蒸発によって体熱が放散され，体温を下げる

第12章 栄養と代謝

4 体温調節

- 体温の調節機能は間脳の視床下部にある体温調節中枢にあり，体温を一定に保つために体温の放熱・産生を調節している．

- 体温調節中枢
  - 放熱中枢…皮膚血管が拡張し，発汗させ，体温の上昇を防ぐ
  - 産熱中枢…皮膚血管が収縮し，骨格の緊張，震え，立毛などが起こり，体温を上昇させる

5 体温の異常

- 体温の異常には，体温が異常に上昇した高体温と異常に下降した低体温がある．

高体温	うつ熱	体熱産生上昇→体内熱の蓄積 ※体温調節中枢の基準値は正常である 　例：日射病，熱射病
	発熱	視床下部の体温調節中枢での体温調節 温度（基準値）が種々の病的原因で上昇して起こる体温の上昇
低体温		直腸温で35℃以下をいう

文献

第2章 筋系
1) 杉 晴夫編著：人体機能生理学．改訂第3版，南江堂，1999, p60, 図5-1.
2) 杉 晴夫編集：人体機能生理学．改訂第3版，南江堂，1999, p62, 図5-3.
3) 杉 晴夫編著：人体機能生理学．改訂第3版，南江堂，1999, p80, 図5-25.

第3章 末梢神経系
1) 杉 晴夫編著：人体機能生理学．改訂第3版，南江堂，1999, p101, 図7-1.
2) 貴邑冨久子・根来英雄：シンプル生理学．改訂第4版，南江堂，1999, p17, 図2-21.
3) 杉 晴夫編著：人体機能生理学．改訂第3版，南江堂，1999, p103, 図7-3.
4) 貴邑冨久子・根来英雄：シンプル生理学．改訂第4版，南江堂，1999, p49, 図4-16.

第4章 中枢神経系
1) 大地陸男：生理学テキスト．第3版，文光堂，2000.
2) 杉浦和朗：イラストによる中枢神経系の理解．第3版，医歯薬出版，1998, p77, 図66.

第5章 感覚器系
1) 渡辺正仁：理学療法士・作業療法士のための解剖学．第2版，廣川書店，1995, p334, 図5-77.
2) 杉 晴夫編著：人体機能生理学．改訂第3版，南江堂，1999, p217, 図10-24.

第6章 循環器系
1) 佐藤達夫・他：解剖生理学．医歯薬出版，1998, p134, 図8-6.
2) 貴邑冨久子・根来英雄：シンプル生理学．改訂第4版，南江堂，1999, p223, 図10-14.
3) 河野邦雄：解剖学．社団法人東洋療法学校協会編，医歯薬出版，1999, p165, 図5-6（堺章原図）．
4) Ann B.McNaught, Robin Callander, 青山 弘訳：イラスト生理学．新装版，総合医学社，1998, p58.
5) 中野昭一編：図説・からだの仕組みと働き．第2版，医歯薬出版，1997.

第7章 呼吸器系
1) 星 猛・他：生理学．金原出版，1986.

第8章 消化器系
1) Ann B.McNaught, Robin Callander, 青山 弘訳：イラスト生理学．新装版，総合医学社，1998, p27.
2) 島田眞久編著：看護学生のための自己学習 解剖生理学．改訂第3版，金芳堂，1999, p114.
3) 石澤光郎：標準理学療法学・作業療法学 生理学．医学書院，2000, p53, 図3.

4) Ann B.McNaught, Robin Callander, 青山　弘訳：イラスト生理学. 新装版, 総合医学社, 1998, p31.
5) 中野昭一編：図説・からだの仕組みと働き. 第2版, 医歯薬出版, 1997, p74, 図I-47.
6) 小幡邦彦・他：新生理学. 文光堂, 1994.

第9章　腎臓と排泄
1) 岩瀬善彦・森本武利編：やさしい生理学. 改訂第4版, 南江堂, 2000, p82, 図6-3.
2) 中野昭一編：図説・からだの仕組みと働き. 第2版, 医歯薬出版, 1997, p110, 図I-73.

第10章　内分泌器系
1) 中野昭一編：図説・ヒトのからだ. 医歯薬出版, 1998, p234, 図xv・1.
2) 杉浦和朗：イラストによる中枢神経系の理解. 第3版, 医歯薬出版, 1998, p70, 図60.
3) 杉浦和朗：イラストによる中枢神経系の理解. 第3版, 医歯薬出版, 1998, p71, 図61.
4) 河野邦雄・伊藤隆造・堺章：解剖学. 社団法人東洋療法学校協会編, 医歯薬出版, 2000, p158, 図4-51.
5) 河野邦雄・伊藤隆造・堺章：解剖学. 社団法人東洋療法学校協会編, 医歯薬出版, 2000, p142, 図4-37.

第11章　生殖器系
1) 貴邑冨久子・根来英雄：シンプル生理学. 改訂第4版, 南江堂, 1999, p158, 図6-57.
2) 河野邦雄・伊藤隆造・堺章：解剖学. 社団法人東洋療法学校協会編, 医歯薬出版, 2000, p142, 図4-37.
3) 中野昭一編：図説・からだの仕組みと働き. 第2版, 医歯薬出版, 1997, p6, 図I-4.
4) 中野昭一編：図説・からだの仕組みと働き. 第2版, 医歯薬出版, 1997, p6, 図I-5.
5) 河野邦雄・伊藤隆造・堺章：解剖学. 社団法人東洋療法学校協会編, 医歯薬出版, 2000, p149, 図4-44.

第12章　栄養と代謝
1) 黒島晨汎：環境生理学. 第2版, 理工学社, 1981.

索引

あ

アウエルバッハ神経叢	122
アクチンフィラメント	11
アクチン分子	10
アセチルコリン	23, 44
アセチルコリン分解抑制物質	24
アトウォーター係数	172
アドレナリン	23, 144, 150
アブミ骨	81
アマクリン細胞	79
アミノ基転移反応	170
アミノ酸	127, 164
アミノペプチダーゼ	126, 130
アミラーゼ	130
アミロプシン	126, 130
アルドステロン	145, 150
アンドロゲン	145
アンモニアの分離	170
亜鉛	166
圧	94
圧覚	74
甘味	84
暗帯	11

い

イオウ	166
インスリン	146, 150
インベルターゼ	130
位置覚	76
易疲労	22
胃	118, 123, 129
胃液	130
胃液分泌	124
胃腺	124, 130
胃体部	123
胃底腺	124
胃底部	123
異化作用	167
異常脳波	53
意識水準	53

う

ウォルフ管	152
うつ熱	175
右心室	86, 97
右心房	86, 97
右房室口	93
右房室弁	86
運動	128
運動解離	63
運動覚	73, 76
運動感覚	76
運動終板	18
運動終末	49
運動神経細胞	26
運動前野	51
運動単位	26
運動野	51

え

エストロゲン	147
エネルギー代謝	171
栄養素	162
腋窩神経	33
延髄	41, 46, 51, 57, 69, 82, 89
延髄網様体脊髄路	69
遠位尿細管	135
遠視	80
遠心性神経	27, 42
遠心性線維	30, 49, 62
遠心性伝導路	48

178 索 引

塩基性アミノ酸	164
塩素	166
嚥下	121
嚥下運動	129

お

オーバーシュート	25
オキシトシン	140, 149
オペラントの条件づけ	55
オリーブ	57
オリーブ核	60, 82
黄体	147, 150
黄体形成ホルモン	140, 149
横隔神経	33
横隔膜	86, 93, 98, 108
横行結腸	118
音	83
温・冷覚	75
温覚	73
温熱の刺激	19

か

カテコールアミン	145
カリウム	166
カルシウム	166
カルシトニン	143, 150
カロチン	165
ガス交換	111
ガストリン	123
ガスの運搬	111
ガンマアミノ酪酸	23
下気道	108
下丘	82
下行結腸	118
下行性伝導路	48, 64
下行性投射神経路	64
下肢	38
下小脳脚	63
下神経幹	33
下垂体	46, 57, 139
下垂体後葉	138, 149
下垂体前葉	138, 149
下垂体中葉	138
下垂体柄	139

下垂体門脈	139
下前庭神経節	83
下大静脈	86, 132
下腸間膜動脈神経節	129
下殿神経	37
下腹神経節前線維	136
下腹神経	129
下腹神経節	136
下腹神経節後線維	136
下葉	108
化学的刺激	19
化学的消化	119, 124
化学的調節	115
加重	14
加重現象	23
過換気	115
過呼吸	115
蝸牛	81
蝸牛神経核	82
顆粒球	104
灰白質	47, 64
海馬	52
海馬傍回	52
海綿体	154
解糖	167
外呼吸	110
外肛門括約筋	129
外子宮口	159
外耳	81
外耳道	81
外縦走筋	123
外側膝状体	80
外側神経束	33
外側脊髄視床路	70
外側前庭脊髄路	68
外側足底神経	39
外側大腿皮神経	36
外側皮質脊髄路	65
外側毛帯核	82
外転神経	28, 57
外転神経核	68
外胚葉性	145
外膀胱括約筋	136
概日リズム	173

角膜	79
拡散	5
拡張期	94
核	4, 24
核小体	18
覚醒	53
学習	55
顎下腺	119
顎下腺管	119
活動電位	6
滑車神経	28, 57
滑車神経核	68
滑面小胞体	4
完全強縮	14
肝管	126
肝臓	118, 126
桿状体細胞	79
間質液	100
間脳	41, 46, 56
感覚	72
感覚受容器	72, 83
感覚点	75
関連痛	77
眼球	80
顔面神経	28, 57, 120

き

キヌタ骨	81
企図振戦	63
気管	108
気管支	108
気道	108
気道部	108
希突起膠細胞	18
記憶	55
記銘	55
基礎代謝	171
基底細胞	78
基底脱落膜	159
機械的刺激	19
機械的消化	119, 124
機能的残気量	112
拮抗支配	43
吸気	109
吸収	118, 123
吸収上皮	127
吸息	109
吸息運動	110
吸息中枢	114
求心性神経	27, 42
求心性線維	30, 62
求心性伝導路	48
球形嚢	83
球形嚢終末	83
球状帯	145
嗅覚	73, 78
嗅覚受容器	78
嗅覚中枢	78
嗅球	52, 78
嗅細胞	78
嗅索	52
嗅上皮	78
嗅神経	28
嗅傍野	52
嗅毛	78
巨人症	140
胸郭	109
胸管	127
胸式呼吸	110
胸神経	30
胸髄	32, 41
胸膜	138
胸腔	109
胸腰部交感神経中枢	41
強縮	14
強膜	79
橋	46, 51, 57, 69, 139
橋底部	59
橋背部	59
橋網様体脊髄路	69
極細胞	158
近位尿細管	135
近視	80
筋原線維	24
筋原線維束	10
筋弛緩	122
筋収縮	13, 122
筋節	10

筋線維	10, 15
筋線維束	10
筋層	127
筋電位	26
筋肉性ポンプ	98
筋疲労	14
筋皮神経	33
筋分節	32
筋紡錘	49

く

クエン酸回路	168
クロム親和性細胞	144
グリア細胞	79
グリシン	23
グリセリン	127
グリセロール分解	169
グルカゴン	146, 150
グルタミン酸	23
空間的加重	23
屈曲反射	49

け

ケトン体生成	169
脛骨神経	37
傾眠	53
頸横神経	33
頸管	159
頸神経	30, 57
頸神経叢	31
頸髄	32, 67
頸動脈小体	89
頸動脈小体反射	90
頸動脈洞	89
頸動脈洞神経反射	90
頸膨大	31
血圧	99
血液	103
血液凝固	105
血液細胞	104
血液循環	97
血管	95
血小板	103
血漿	100

血清	103
血餅	103
結腸	118
楔状束	70
楔状束小脳路	70, 76
腱索	86
元素	4
減換気	115

こ

コバルト	166
コルチコイド	145
コルチゾール	145
コロトコフ音	99
ゴルジ装置	4
古典的条件づけ	55
呼気	109
呼吸	109, 114
呼吸運動	109, 114
呼吸器系	108
呼吸細気管支	108
呼吸商	172
呼吸数	113
呼吸性調節	102
呼吸性ポンプ	98
呼吸調節中枢	114
呼吸の型	115
呼息	109
呼息運動	110
呼息中枢	114
鼓室	81
鼓膜	81
口蓋	118
口腔	108, 118, 129
口腔腺	119
口腔内消化	119
口部	108
甲状腺	108, 138, 142, 150
甲状腺右葉	142
甲状腺峡部	142
甲状腺左葉	142
甲状腺刺激ホルモン	140, 149
甲状軟骨	142
交換血管	95

交感神経	41, 89, 124, 136
交感神経幹	41
交感神経系	44
交感神経節	30
交叉網様体脊髄路	69
交通枝	33
交連神経路	51, 64
交連線維	51
好塩基球	104
好酸球	104
好中球	104
抗利尿ホルモン	140, 149
肛門括約筋	118
肛門管	118, 156
効果器細胞	44
後脊髄小脳路	70
後眼房	79
後脛骨筋	39
後根	47
後根神経	30
後索	47, 74
後索核	74
後索路	48, 74
後枝	47
後神経束	33
後脊髄小脳路	76
後大腿皮神経	37
後柱	47
後頭前野	51
後頭野	51
後頭葉	46
後頭連合野	51
恒常性	2
虹彩	79
高位中枢	114
高血圧症	99
高体温	175
喉頭部	108
硬膜	79
鉱質コルチコイド	145
鈎	52
興奮(刺激)伝導系	87
興奮	2, 6, 88
興奮収縮連関	13

興奮性細胞	7
興奮性伝達	21
興奮性伝達物質	23
興奮伝導	19
黒質	50, 67
黒質の障害	58
骨格筋	10, 15, 18
骨格筋線維	12
骨盤神経	136
骨迷路	81

さ

サイロキシン	143, 150
サッカラーゼ	126
左心圧	94
左心室	86, 97
左心房	86, 97
左房圧	94
左房室口	93
左房室弁	86
鎖骨上神経	33
坐骨神経	37
再吸収	135
細気管支	108
細静脈	98
細動脈	95
細胞	4
細胞外液	100
細胞外液量	101
細胞生理	4
細胞体	20
細胞内液	100
細胞内液量	101
細胞膜	4
最高血圧	99
最低血圧	99
臍静脈	159
臍帯	159
臍動脈	159
三半規管	81
三叉神経	28, 57
三叉神経核	32
三尖弁	86, 93, 97
産熱	174

産熱中枢	175
酸・塩基平衡	101
酸化的脱アミノ基反応	170
酸性アミノ酸	164
酸味	84
残気量	112

し

シナプス	20
シナプス後細胞	20
シナプス後抑制	21
シナプス後膜	22
シナプス小胞	22
シナプス前線維	20
シナプス前抑制	21
シナプス遅延	20
シナプス伝達	20
シナプス疲労	24
シモンズ症候群	141
シュワン細胞	18, 24
ジスメトリア	63
子宮	156
子宮筋層	158
子宮腔	158
子宮細静脈	159
子宮細動脈	159
子宮周期	157
子宮内膜	158
子宮内膜周期	157
支持細胞	78
四丘板	63, 139
死腔	113
死腔量	113
糸球体	133
糸球体嚢	133
糸球体濾過作用	134
刺激	2, 83
刺激の強さ	7
脂質	162
脂質代謝	169
脂肪酸	127, 169
脂肪滴	144
脂溶性ビタミン	165
視蓋脊髄路	48, 67

視覚	73, 79
視覚性立ち直り反射	59
視覚伝導路	80
視覚野	51, 80
視交叉	139
視細胞層	79
視索	57
視索上核	139
視索上動脈	139
視床	50, 65, 74, 139
視床下核	50, 139
視床下部	56, 138
視床核	56
視神経	28, 57, 79, 139
視神経交叉	57
視放線	80
視野	80
歯状回	52
耳下腺	119
耳下腺管	119
耳介	81
耳管	81
耳小骨	81
自動調節	2
自律神経	41
自律神経系	27, 41
自律神経中枢	61
自律神経反射	44
持続支配	43
持続的吸息中枢	114
時間的加重	23
θ波	53
塩味	84
色素細胞	79
軸索	18, 24, 78
軸索突起	20
室間中隔	86
室傍核	139
膝窩筋	39
尺骨神経	33
射精管	154
斜裂	108
受精	158
受容器	73

樹状突起	18
収縮期	94
収縮輪	128
収束	21
終糸	18, 31
終板	24
終板作用物質	24
終板電位	25
終末細気管支	108
集合管	135
集合管系	133
十二指腸	123
重症筋無力症	25
重量感覚	76
重力	98
絨毛	127, 159
女性生殖器	156
女性前核	158
女性の第二次性徴	147
徐呼吸	115
除脳固縮	60
小口腔腺	119
小後頭神経	33
小循環	97
小循環血流抵抗	97
小腸	118, 126
小腸のヒダ	127
小内臓神経	129
小人症	141
小脳	46, 62, 139
小脳虫部	62
小脳半球	62
小脳皮質の3層	63
小脳扁桃	62
小脳網様体路	69
小胞体	4
小弯	123
少呼吸	115
松果体	63, 138
消化	118, 123
消化液	130
消化管	119, 129
消化管運動	129
消化器官	129
消化器系	118
消化吸収	127
消化酵素	126
消化腺	130
硝子体	79
漿膜	127
上下垂体動脈	139
上気道	108
上丘	67
上頸神経節	129
上行結腸	118
上行性伝導路	48, 64, 70
上行性投射神経路	64
上行性網様体賦活系	61
上肢	34
上小脳脚	63
上昇	125
上神経幹	33
上前庭神経節	83
上大静脈	86
上腸間膜動脈神経節	129
上殿神経	37
上皮細胞列	144
上皮小体	142, 150
上皮小体の機能障害	143
上葉	108
条件反射	55
蒸発熱	174
静脈	111
静脈還流	139
静脈還流因子	98
静脈血	110
食道	108, 118, 123, 129, 142
食物摂取	118
食物燃料測定	171
植物機能	3
触・圧覚	73
触覚	74
心音	93
心外膜	86
心筋	15, 88
心筋層	86
心係数	97
心室	94

心室の興奮	88
心周期	94
心尖	86
心臓	86, 96, 111
心臓神経	89
心臓性ポンプ	98
心臓反射	89
心電図	91
心内膜	86
心拍出量	97
心拍数	90
心房の興奮	88
伸張反射	49
神経核	57
神経筋	24
神経筋接合部	24
神経筋伝達阻害物質	24
神経膠細胞	18
神経細胞	18
神経細胞体	18
神経支配比	26
神経終末作用物質	24
神経節細胞	79, 144
神経節細胞層	79
神経的調節	115, 124
神経伝達物質	23
神経分泌顆粒	139
振動覚	73
振動感覚	76
浸透	5
浸透圧	102
真皮	74
深腓骨神経	39
深部感覚	73, 76
深部痛覚	73
人体元素	4
腎盂	132
腎小体	133
腎静脈	132
腎錐体	132
腎髄質	132
腎性調節	102
腎臓	132, 144
腎柱	132

腎動脈	132
腎乳頭	132
腎杯	132
腎皮質	132

す

スターリングの法則	90
ステアプシン	126, 130
ステロイドホルモン	145
水晶体	79
水分代謝	100
水分平衡	101
水平細胞	79
水平裂	108
水溶性	164
水溶性ビタミン	165
推尺異常	63
睡眠	54
睡眠初期	53
膵アミラーゼ	126
膵液	126, 130
膵管	126
膵臓	118, 126, 130, 146, 150
膵臓ランゲルハンス島	138
膵リパーゼ	126
錐状体細胞	79
錐体	57
錐体延髄	65
錐体外路	48, 64
錐体交叉	31, 57
錐体交叉延髄	65
錐体葉	142
錐体路	48, 61
錐体路走行	65
随意筋	15
髄質	50, 152
髄鞘	18, 24

せ

セルトリ細胞	148, 155
セレニウム	166
正中神経	33
正のフィードバック機構	2
生殖腺	152

生殖付属器官	155	絶縁性伝導	19
生体	2	仙骨神経	30
生理学	2	仙骨神経叢	31, 37
成長ホルモン	140, 149	仙髄	32, 41
性ステロイド	145	浅呼吸	115
性腺	147	浅腓骨神経	39
性分化	152	染色体	152
精細管	148, 155	線条体	50
精子	148, 155	全か無かの法則	6
精子細胞	148, 155	全身循環時間	97
精子産生	155	全身組織	111
精子通路器官	155	前外側系	70
精粗細胞	148	前眼房	79
精巣	138, 147, 155	前根	47
精巣上体	154	前根神経	30
精巣網	153	前索	47
精嚢	154	前正中裂	31, 60
精母細胞	155	前脊髄視床路	70
精路	154	前脊髄小脳路	76
静止振戦	63	前側索	74
静止電位	6, 7	前柱	47
赤核	67	前庭	81
赤核脊髄路	48, 67	前庭神経	83
脊髄	32, 46, 57, 64, 69, 89	前庭神経核	68
脊髄円錐	31	前庭脊髄路	48
脊髄視蓋路	70	前庭嚢	83
脊髄視床路	48, 74	前頭前野	51
脊髄小脳路	48	前頭葉	46
脊髄神経	27	前頭葉眼窩後部	52
脊髄神経節	30, 47	前皮質脊髄路	65
脊髄神経前枝	47	前立腺	154
脊髄の構造	47	蠕動	125
脊髄反射	49	蠕動運動	122, 128
脊髄反射弓	49		
脊髄網様体路	70, 75	**そ**	
赤血球	103	ソマトスタチン	146
摂食行動	56	咀嚼	120
節後線維	43	咀嚼運動	129
節前線維	43	粗面小胞体	4
舌	118	疎水性	164
舌咽神経	28, 57, 89, 120	双極細胞	79
舌下神経	28, 33, 57	相反支配	43
舌下腺	119	僧帽弁	86, 93
舌骨	142	僧帽弁開放	94

186 索 引

総蠕動	129
総肝管	126
総頸動脈	89
総胆管	126
総腓骨神経	37
臓器感覚	73, 77
束状帯	144
足底筋	39
足底神経	40
側骨頭	81
側索	47, 60
側枝	18
側頭連合野	51

た

ダグラス窩	156
多呼吸	115
多シナプス反射	49
多糖類	162
唾液	120, 130
唾液腺	118, 130
唾液分泌	120
唾液分泌中枢	120
代謝	167
体液	100
体液区分	100
体液浸透圧	101
体温	173
体温調節	173
体幹性立ち直り反射	59
体性感覚	72
体性感覚野	51
体性神経系	27
対光反射	59
対流熱	174
胎児細静脈	159
胎児細動脈	159
胎児側	159
胎盤	159
胎盤中隔	159
胎盤ホルモン産生	159
帯状回後部	52
帯状回前部	52
大口腔腺	119

大耳介神経	33
大十二指腸乳頭	126
大循環	97
大静脈	95
大腿神経	36, 38
大腿二頭筋短頭	38
大腿二頭筋長頭	38
大腸	118, 127
大動脈	95
大動脈圧	94
大動脈弓	86, 89
大動脈弓神経反射	90
大動脈口	93
大動脈小体	89
大動脈弁	86, 93
大動脈弁開放	94
大動脈弁閉鎖	94
大脳	41
大脳核	64
大脳基底核	50
大脳脚	57, 67
大脳髄質	51
大脳半球	69
大脳皮質	50
大脳皮質感覚野	74
大脳皮質聴覚野	82
大脳皮質の機能局在	51
大脳辺縁系	52
大弯	123
第一減数分裂	156
第一次極体	156
第一次精母細胞	148, 155
第一次卵母細胞	156
第二減数分裂	156
第二次極体	156
第二次精母細胞	148, 155
第二次卵母細胞	156
胎分極	25
単核球	104
単極肢誘導法	92
単シナプス反射	49
単収縮	14
単純脂質	163
単純蛋白質	164

単糖類	162
胆汁	126, 130
胆汁酸塩	126
胆嚢	118, 126
胆嚢管	126
淡蒼球	50
蛋白質	163
蛋白質代謝	170
短期記憶	55
短毛様体神経	79
男性生殖器	154
男性前核	158
男性の第二次性徴	147
弾性血管	95

ち

チロキシン	143
恥骨結合	156
膣	156
着床	158
中隔	52
中耳	81
中小脳脚	63
中心窩	79
中心管	47
中心小体	4
中心体	158
中心乳ビ腔	127
中神経幹	33
中腎	153
中枢神経系	27, 46
中性(無荷電極性)アミノ酸	164
中脳	41, 46, 57, 69, 139
中脳蓋	67
中脳橋延髄	57
中脳橋網様体路	69
中胚葉性	145
中輪走筋	123
虫垂	118
長期記憶	55
長指屈筋	39
長母指屈筋	39
腸	127
腸胃反射	125

腸液	126
腸間膜動脈神経叢	136
腸管内腔	127
腸骨下腹神経	36
腸骨鼠径神経	36
腸腺	130
聴覚	73, 81
聴覚器	81
聴覚伝導路	82
聴覚野	51
聴取部位	93
直腸	118, 156
直腸子宮窩	156

つ

ツチ骨	81
痛覚	73

て

テストステロン	147
デルマトーム	32
低血圧症	99
低体温	175
抵抗感覚	76
抵抗血管	95
適応	2
鉄	166
伝達	21
伝達物質抑制性	23
伝導熱	174
伝導路	48, 64, 74
電解質	101
電解質コルチコイド	150
電気的刺激	19

と

トリプシン	126
トロンビン	105
トロンボプラスチン	105
ドーパミン	23
投射神経路	51, 64
投射線維	51
透明体	158
等尺性収縮	14

等張性収縮	14
糖質	162
糖質合成	168
糖質コルチコイド	145
糖質代謝	167
糖尿病	146
頭蓋腔	108
頭頂葉	46
頭頂連合野	51
頭部性立ち直り反射	59
橈骨神経	33, 34
同化作用	167
洞房結節	87
動眼神経	28, 57
動眼神経核	68
動物機能	3
動脈	111
動脈圧	98
動脈血	110
道具的条件づけ	55
銅	166
特殊アミノ酸	164
特殊感覚	72

な

ナイアシン	165
ナトリウム	166
内顆粒層	79
内呼吸	110
内肛門括約筋	129
内耳	81
内耳神経	28, 57, 81
内斜走筋	123
内臓感覚	72, 77
内臓痛覚	73, 77
内側膝状体	82
内側縦束	68
内側神経束	33
内側前庭脊髄路	68
内側足底神経	39
内側毛帯	74
内分泌腺	138, 149
内包	65
内膀胱括約筋	136

に

ニコチン様受容体	44
ニッスル小体	18
二次性索	153
二重支配	43
二相性基礎体温	173
二糖類	162
苦味	84
肉柱	86
乳腺刺激ホルモン	140
乳腺刺激ホルモンプロラクチン	149
乳頭	93
乳頭筋	86
乳頭体	57, 139
尿	133
尿管	132, 154
尿細管	133
尿素回路	170
尿素サイクル	170
尿道	132, 154
尿道球腺	154
尿崩症	141
妊娠	158

ね

ネフロン	133
熱産生	173
粘液層	78
粘膜	127
粘膜下層	127
粘膜上皮組織	78
粘膜ヒダ	123

の

ノルアドレナリン	23, 44, 144, 150
脳幹	32, 57
脳幹の構造	57
脳幹網様体	61
脳弓	139
脳室	50
脳神経	27
脳神経運動核	65
脳神経核	58
脳底溝	60

脳波	53
脳梁	46, 52, 63, 139

は

バゾプレッシン	140, 149
パラソルモン	143, 150
パントテン酸	165
波形	91
歯	118
背外側束	70
肺	109
肺活量	112
肺換気量	113
肺気量	112
肺静脈	108
肺尖	108
肺底	108
肺動脈	86, 97, 108
肺動脈口	93
肺動脈弁	86, 93
肺胞	108
肺胞管	108
肺胞気	110
肺胞嚢	108
肺毛細血管	111
肺葉	113
排尿	136
排尿反射	136
排便	129
白質	47, 64
白膜	153
薄束	70
白血球	103
発汗	174
発散	21
発熱	175
反応の大きさ	7
反復刺激後増強	22
半腱様筋	38
半膜様筋	38

ひ

ヒス束	87
ヒラメ筋	39

ビタミン A	165
ビタミン B_1	165
ビタミン B_2	165
ビタミン B_6	165
ビタミン B_{12}	165
ビタミン C	165
ビタミン D	165
ビタミン E	165
ビタミン K	165
ビタミン	164
皮下組織	74
皮質	152
皮質延髄路	65
皮質核線維	65
皮質核路	65
皮質脊髄線維	65
皮質脊髄路	48, 66
皮質脊髄路の走行	66
皮質網様体路	69
皮膚	74
皮膚感覚	73
皮膚分節	32
泌尿器系	132
非電解質	100
被殻	50
腓骨神経	39
腓腹筋	39
腓腹神経	39, 40
尾骨神経	30
尾状核	50
微細構造	4
鼻腔	78, 108
鼻部	108
左鎖骨下動脈	86
左総頸動脈	86
必須アミノ酸	164
表皮	74
標準双極肢誘導法	92
頻呼吸	115

ふ

フィブリノーゲン	105
フィブリン	105
フィラメント	10

ブドウ糖 ････････････････････････････ 127, 167
ブラウン・セカール症候群 ･･････････ 76
ブロードマンの脳地図 ･･････････････ 51
プチアリン ････････････････････････ 130
プルキンエ線維 ････････････････････ 87
プロゲステロン ････････････････････ 147
プロトロンビン ････････････････････ 105
プロラクチン ･･････････････････････ 140
不応期 ･････････････････････････････ 7
不完全強縮 ････････････････････････ 14
不減衰伝導 ････････････････････････ 19
不交叉網様体脊髄路 ････････････････ 69
不随意筋 ･･････････････････････････ 15
負のフィードバック機構 ････････････ 2
深い睡眠 ･･････････････････････････ 53
伏在神経 ･･････････････････････････ 38
副甲状腺 ････････････････････ 138, 143, 150
副交感(迷走)神経 ････････････････ 124
副交感神経 ･･･････････････････ 41, 89, 120
副交感神経系 ･･････････････････････ 44
副交感神経中枢 ････････････････････ 41
副耳下腺 ･････････････････････････ 119
副神経 ･･････････････････････････ 28, 57
副腎 ･･･････････････････････････ 144, 145
副腎髄質 ････････････････････ 138, 144, 150
副腎皮質 ････････････････････ 138, 144, 150
副腎皮質刺激ホルモン ･･･････････ 140, 149
副生殖器 ･････････････････････････ 152
腹腔神経節 ･･･････････････････････ 129
腹式呼吸 ･････････････････････････ 110
腹大動脈 ･････････････････････････ 132
複合脂質 ･････････････････････････ 163
複合蛋白質 ･･･････････････････････ 164
輻射熱 ･･･････････････････････････ 174
物質輸送 ･･････････････････････････ 5
振子運動 ･････････････････････････ 126
分時呼吸量 ･･･････････････････････ 113
噴門腺 ･･･････････････････････････ 124
分圧 ･････････････････････････････ 110
分節運動 ･････････････････････････ 126
分泌 ･････････････････････････････ 135
分泌顆粒 ･･････････････････････････ 4
分泌腺 ･･･････････････････････････ 154

へ

ヘマトクリット値 ･････････････････ 105
ヘンレのワナ ･････････････････････ 135
ベインブリッジ反射 ･････････････････ 90
ペプシン ･････････････････････････ 130
平滑筋 ････････････････････････････ 15
平均血圧 ･･････････････････････････ 99
平衡覚 ････････････････････････････ 73
平衡感覚 ･･････････････････････････ 81
平衡感覚器 ････････････････････････ 83
平衡感覚伝導路 ････････････････････ 83
閉眼 ･･････････････････････････････ 53
閉鎖神経 ･･････････････････････････ 36
片葉 ･･････････････････････････････ 63
扁桃体 ････････････････････････････ 52
弁膜の働き ････････････････････････ 98

ほ

ホルモン ････････････････････ 138, 149
ボーマン嚢 ･･･････････････････････ 133
母体側 ･･･････････････････････････ 159
放射冠 ･･･････････････････････････ 158
放熱 ･････････････････････････････ 174
放熱中枢 ･････････････････････････ 175
房室結節 ･･････････････････････････ 87
房室束 ････････････････････････････ 87
紡錘波 ････････････････････････････ 53
膀胱 ･････････････････････････ 132, 156
膨大部 ････････････････････････････ 83

ま

マグネシウム ･････････････････････ 166
マルターゼ ･･･････････････････････ 126
マンガン ･････････････････････････ 166
末梢神経 ･･････････････････････････ 27
末梢毛細血管 ･････････････････････ 111
末端肥大症 ･･･････････････････････ 141

み

ミオシンフィラメント ･･････････････ 11
ミオシン分子 ･･････････････････････ 10
ミトコンドリア ････････････････････ 4, 24
ミューラー細胞 ････････････････････ 79
ミュラー管 ･･･････････････････････ 152

み

味覚	73, 84
味覚器	84
味覚伝導路	84
脈圧	99
脈拍	96
脈絡膜	79

む

無顆粒球	104
無機質	166
無酸素的過程	167
無機物質	165

め

メッツ	171
眼	79
明帯	11
迷走神経	28, 57, 89, 129
迷路性立ち直り反射	59

も

モリブデン	166
毛細血管	95, 127, 133, 144
毛様体	79
盲腸	118
網索	153
網状帯	145
網膜	79
網様体	60, 69
網様体脊髄路	48, 68
門脈	127

ゆ

輸出管	133
輸出細動脈	133
輸精管	154
輸入管	133
輸入細動脈	133
有糸分裂	156
幽門	125
幽門括約筋	123
幽門腺	124
幽門部	123

よ

ヨード	166
予備吸気量	112
予備呼気量	112
容積	94
容量血管	95
葉酸	165
陽イオン	100
腰結腸神経	129
腰神経	30
腰神経叢	31, 36
腰髄	32, 41
腰仙骨神経幹	36
腰内臓神経	129
腰膨大	31
抑制性伝達	21

ら

ライディッヒ細胞	147, 155
ラクターゼ	130
ランゲルハンス島	146
ランビエの絞輪	18
らせん神経節	82
卵管	156
卵管膨大部	158
卵形嚢	83
卵子	156
卵子形成	156
卵祖細胞	156
卵巣	138, 147, 156, 158
卵巣周期	157
卵胞	147
卵胞刺激ホルモン	140, 149

り

リサウアー路	70
リソソーム	4
リパーゼ	130
リボソーム	4
リン	166
リンパ管	127
リンパ球	104
律動運動	129
両側性伝導	19

| 菱形窩 | 60 |
| 輪状ヒダ | 126 |

れ
レム睡眠	54
レンズ核	65
冷覚	73
連結橋	13
連合神経路	51, 64
連合線維	51

ろ
| 濾胞 | 143 |
| 濾胞上皮 | 143 |

わ
| 腕神経叢 | 31 |
| 腕頭動脈 | 86 |

α (A) 細胞	146
α 波	53
β (B) 細胞	146
β-酸化	169
β 波	53
δ 波	53

A
| A 帯 | 10, 11 |

B
| basal metabolism | 172 |
| BM | 172 |

C
| Cardiac Index | 97 |
| circadian rhythm | 173 |

E
| EMG | 26 |

| E-C coupling | 13 |

G
| GABA | 23 |

H
| homeostasis | 2 |
| H 帯 | 10 |

I
| I 帯 | 10 |

M
| METS | 171 |

P
| PQ 間隔 | 91 |
| P 波 | 91 |

Q
| QRS 波 | 91 |

R
| RMR | 171 |
| RO | 172 |

S
| ST 間隔 | 91 |
| S 状結腸 | 118 |

T
| TCA 回路 | 168 |
| T 波 | 91 |

Z
| Z 膜 | 10 |

数字
| 1 回換気量 | 113 |

【編者略歴】

中島 雅美
なか しま まさ み

1956年	福岡県に生まれる
1978年	九州リハビリテーション大学校卒業
	福岡大学病院リハビリテーション科
1980年	筑後川温泉病院理学診療科
1981年	つくし岡本病院理学診療科
1983年	西日本リハビリテーション学院専任講師
1992年	西日本リハビリテーション学院教務課長
1996年	放送大学教養学部入学「発達と教育」専攻
2000年	放送大学教養学部卒業
2001年	熊本大学大学院自然科学研究科入学
2006年	九州中央リハビリテーション学院理学療法学科長
2011年	九州中央リハビリテーション学院
	リハビリテーション教育部部長
2012年	PTOT学習教育研究所所長

メディカル・イメージブック
生理学　　　　　　　　　　　　　　　ISBN978-4-263-21349-0

2010年5月1日　第1版第1刷発行
2017年8月15日　第1版第8刷発行

編者　中　島　雅　美

発行者　白　石　泰　夫

発行所　**医歯薬出版株式会社**

〒113-8612　東京都文京区本駒込1-7-10
TEL. (03) 5395-7628 (編集)・7616 (販売)
FAX. (03) 5395-7609 (編集)・8563 (販売)
http://www.ishiyaku.co.jp/
郵便振替番号 00190-5-13816

乱丁，落丁の際はお取り替えいたします．　　印刷・真興社／製本・皆川製本所
© Ishiyaku Publishers, Inc., 2010. Printed in Japan

本書の複製権・翻訳権・翻案権・上映権・譲渡権・貸与権・公衆送信権（送信可能化権を含む）・口述権は，医歯薬出版(株)が保有します．
本書を無断で複製する行為（コピー，スキャン，デジタルデータ化など）は，「私的使用のための複製」などの著作権法上の限られた例外を除き禁じられています．また私的使用に該当する場合であっても，請負業者等の第三者に依頼し上記の行為を行うことは違法となります．

JCOPY <(社)出版者著作権管理機構　委託出版物>
本書を複写される場合は，そのつど事前に(社)出版者著作権管理機構（電話 03-3513-6969, FAX 03-3513-6979, e-mail:info@jcopy.or.jp）の許諾を得てください．

● 読みにくい用語にはふりがなを付け，必須知識を
理解できるように説いたハンディな参考書！

メディカル・イメージブック
解剖学
MEDICAL IMAGE BOOK

◆中島雅美 編
◆新書判 2色刷 208頁 定価(本体1,600円+税)

ISBN978-4-263-21350-6

初めて医学を学ぶ学生の悩みは医学用語が特殊であり，用いられる漢字のほとんどが読めないということ．それが「解剖学は難しい」と思わせる原因である．本書では，解剖学用語のすべてにルビをふり，英語の綴りもあえて用いず，日本語読みだけにした．2色刷りイラストで読みやすい参考書．

メディカル・イメージブック
運動学
MEDICAL IMAGE BOOK

◆中島雅美 編
◆新書判 2色刷 212頁 定価(本体2,000円+税)

ISBN978-4-263-21360-5

どうすれば「運動学」を好きになれるか．「骨・関節・神経・筋」の名称が言えること，加えてそれらの部位をイメージできることが必要条件である．医学用語は特殊漢字や旧漢字が多く学生は読めないことが多いので，本書では「誰もが読める，イメージできる書籍」をめざし"漢字にルビ"を徹底した．

医歯薬出版株式会社 〒113-8612 東京都文京区本駒込1-7-10 TEL.03-5395-7610 FAX.03-5395-7611 http://www.ishiyaku.co.jp/